Con el miedo en el cuerpo

Ariel Joselovsky

Con el miedo en el cuerpo

La incomprensión del paciente y sus síntomas

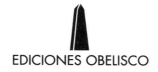

EDICIONES OBELISCO

Si este libro le ha interesado y desea que le mantengamos informado
de nuestras publicaciones, escríbanos indicándonos qué temas son de su interés
(Astrología, Autoayuda, Ciencias Ocultas, Artes Marciales, Naturismo,
Espiritualidad, Tradición…) y gustosamente le complaceremos.

Puede consultar nuestro catálogo en www.edicionesobelisco.com

Colección Psicología
Con el miedo en el cuerpo
Ariel Joselovsky

1.ª edición: septiembre de 2023

Corrección: *Elena Morilla*
Diseño de cubierta: *Enrique Iborra*

© 2023, Ariel Joselovsky
(Reservados todos los derechos)
© 2023, Ediciones Obelisco, S. L.
(Reservados los derechos para la presente edición)

Edita: Ediciones Obelisco, S. L.
Collita, 23-25. Pol. Ind. Molí de la Bastida
08191 Rubí - Barcelona - España
Tel. 93 309 85 25
E-mail: info@edicionesobelisco.com

ISBN: 978-84-1172-035-9
DL B 11617-2023

Impreso en los talleres gráficos de Romanyà/Valls S. A.
Verdaguer, 1 - 08786 Capellades - Barcelona

Printed in Spain

Este libro, como todos los que he escrito, contó con la valiosa colaboración profesional de la licenciada Karina Grinberg, quien me acompaña desde hace treinta años en mi carrera profesional. Agradezco su opinión, tanto en la recopilación del material como en su visión de este difícil tema a la hora del armado de esta obra.

NOTA DEL AUTOR

El miedo, la angustia, la ansiedad y los síntomas corporales son el eje central del presente libro. Me pareció muy útil en los tiempos que vivimos, y en esta parte del mundo cargada de prisas, de autoexigencias y de fuertes presiones sociales, poder llegar al individuo de todos los días, al ciudadano común. A ese que es más incomprendido que entendido, que vive en un mundo donde la salud es hipertecnológica, sin filosofía sanitaria humanista y que, a cambio, recibe resultados estáticos y protocolos donde el que se sale de ellos no está enfermo, ni saludable, ni cuerdo, ni loco. De manera que se deambula por el sistema sin diagnóstico y sin un tratamiento certero a sus malestares cotidianos: dolores corporales recurrentes, vértigo, mareo, alteraciones digestivas difusas y tantos síntomas que no encajan en «el sistema».

Con el fin de facilitar la comprensión de este libro, lo he dividido en tres partes. La primera, una visión filosófica para la búsqueda del entendimiento entre la salud anímica y la física, como necesidad para entender tanto síntomas simples y comunes como marginados y tachados de hipocondría. La segunda parte da sustento biológico, fisiológico y patológico a la visión filosófica de la primera parte. Y, por último, en la tercera, presento casos reales que expresan de forma didáctica cómo existe solución al síntoma incomprendido, tanto en el cuerpo como en los sentimientos.

9

Este libro está muy lejos de ser de autoayuda. En todo caso, es un indicador de cómo saber pedir a tiempo –y sanamente– ayuda terapéutica. Tampoco este escrito responde a una medicina alternativa, sino que es más bien un deseo de recuperar los viejos valores de la medicina tradicional, basada en saber escuchar al paciente, tocarlo y descubrir en su cuerpo y en sus sentimientos la clínica que deriva de los problemas que le aquejan. Y es que determinados pacientes, sin estar enfermos, viven su cuerpo muy mal para pertenecer como individuos al «estado del bienestar».

Éstas son las curiosas paradojas que se nos plantean en la actualidad: «el ánima por los suelos para sostener el éxito», «el cuerpo tenso lleno de contracturas parásitas para sostenerse frente al mundo y no caerse», «el cansancio como precio para vivir la supuesta plenitud».

No propongo una vida de austeridad material y votos de pobreza, sino que en este libro propongo saber mirar para adentro con verdadera autocritica y entender cómo es el exterior que nos rodea, y aprender a pedir ayuda no a través del síntoma corporal, sino con las personas adecuadas y las palabras justas.

A. J.

PRIMERA PARTE

1.
CON EL MIEDO EN EL CUERPO

El extremo contrario a la ternura es la violencia, entendiendo la ternura como la urdimbre de sanos afectos recibidos desde el nacimiento y hasta la independencia del cuerpo propio respecto a los cuerpos de origen natural, como el irremplazable cuerpo maternal, que es una sana vinculación afectiva, directa y genuina, del entorno más íntimo. Aunque luego, con el correr de los años, los cuerpos serán «de otros».

La unión afectiva que proviene de un nuevo mundo exterior al primigenio (el familiar o sustituto), se conquista por afecto a cambio de afecto. Ésta es la urdimbre afectiva adulta. Si todo sale tan lineal y perfecto, la seguridad interior será tan madura como segura, y los miedos los justos y necesarios para defenderse de los imprevistos recurrentes de la vida misma. Pero sabemos que no será así en muchísimos casos.

Lo contrario al miedo es la valentía, entendiendo ésta no como la del conquistador del mundo circundante, sino como el que conquistó su mismidad y gobierna sus miedos en consecuencia. Es valiente quien no se teme a sí mismo en su capacidad de amar, quien no teme crecer en todos los sentidos por medio de las emociones y tampoco teme después a desarrollarse como ser humano por la naturaleza de sus sentimientos y, por último, el que no teme evolucionar como un individuo dentro de una sociedad, tan aglutinante como despersonalizadora.

Los valientes no necesitan de la violencia para avanzar en el largo camino de la vida, pero se necesitan a sí mismos en su capacidad para dar y recibir afecto genuino, ser soporte de sentimientos de falsos éxitos y duros fracasos.

El cuerpo sufre la falta de recibir afecto. Como también sufre por la falta de poder darlo y encontrar a alguien que lo reciba con agrado. Y es aquí donde aparece el cuerpo violento que, no nos equivoquemos, no sólo es violento con los demás, sino que también se es violento consigo mismo.

Muchas conductas autodestructivas nacen con el miedo a uno mismo, y lo reprimimos forzando nuestros verdaderos límites, buscando, por ejemplo, el cansancio extremo como forma de «ansiolítico biológico». Y el efecto secundario de la extenuación sostenida son pensamientos tristes, amargos o persecutorios, y que, todos sumados, son angustia.

La angustia, la ansiedad y el miedo crónico se expresan con dolor físico, obesidad, dispepsia, mareo, vértigo, etc. Hay una natural anatomía del cuerpo y una anatomía tallada por la vida con el cincel del sentimiento y las huellas de los síntomas.

Cuando no se habla de lo que se tiene que hablar, y se dice aquello que no se necesita decirse –para esconder nuestra verdadera realidad conflictiva, tanto espiritual, mental o psíquica, o como mejor se guste llamar–, el cuerpo se expresará sin tapujos ni consideraciones. Esto es lo que llamamos violencia con uno mismo.

No es fácil hablar con sinceridad de los miedos de uno, ni tampoco todas las personas están preparadas para escucharlos o entenderlos, pero peor aún es lastimarse porque sería reconocer y aceptar vivir con *el miedo en el cuerpo*. Razones hay muchas, y pueden ser distintas, parecidas u opuestas, pero ninguna explica la verdad.

El punto de vista sobre una verdad queda limitado a ser a una de las posibilidades de la realidad, pero tampoco así es la verdad. Nadie la tiene, porque nadie sabe cuál es la verdad. La curiosa paradoja de quien dice ser la verdad, o dueño de ésta, es sin duda que es un gran mentiroso. Aquí es donde aparece la larga historia de mentir con la verdad, ya que la realidad es una gran cantidad de razones que tratan de explicar la verdad y ésta nunca está, porque la realidad es solo una de las tantas perspectivas de ella.

El orgulloso elige la mentira que da razón a su «verdad». El poder se recuesta sobre las razones que provocan miedo, por eso «su verdad será considerada una salvación». El miedo encuentra razones fantasmagóricas en la desinformación que provoca la sobreinformación superficial para hacer «realidad su verdad».

El cuerpo tiene muchas sensaciones difíciles de explicar para advertir la mentira o considerar la posibilidad de algo cercano a la verdad. Si se puede vivir con y en la subjetividad, liberada del orden objetivo establecido de «la verdad de turno», entonces los miedos serán menos miedosos, el ansiar no será cosa de ansiosos, ni la angustia será tan profunda.

Aceptar la relatividad parece muy inseguro. Sin embargo, es el único camino del conocimiento posible a la verdad, que se nos resiste. Es cierto que esta situación es variable e inestable, pero conduce a corregir el equilibrio que se pierde, porque lo cierto es que se puede recuperar. El equilibrio verdadero es aquel que mejor se adapta a los cambios. Quizás puede dar miedo, pero no paraliza ni da pánico.

Cuando hay en el cuerpo ausencia de salida, el sentimiento de angustia crece. Cuando nuestro entorno agita fantasmas y oscurece la realidad, el miedo crece. Cuando no encontramos apoyo en nosotros mismos por falta de introspección verdadera, la ansiedad crece. Además, estos estados sostenidos producen vasoconstricción de los capilares viscerales por acción vagal, provocando hipoxia (insuficiencia de oxígeno) en los órganos digestivos y edema en sus tejidos. Mientras nuestra naturaleza animal nos pide una cosa, nuestro sujeto humano se provee de todo lo contrario.

En el empeño de buscar realizaciones imposibles que saldarán deudas que nunca contrajimos con nosotros mismos, pero sí con los demás, por ocultar nuestros legítimos miedos, se generan dudas en nuestra confianza como seres capaces de sí mismos y dudas que son deudas de apariencia en la sociedad, para que no se note el miedo a tener miedo. Sin duda, éste es el miedo más inútil y pernicioso.

Con un abdomen tenso y retraído y un tórax insuflado damos apariencia de una confianza que en realidad oculta nuestro miedo, y respiramos como exaltados, ansiosos, pobres de ventilación, recargados de carboxígeno y, faltos del imprescindible oxígeno, respiramos para el público y ahogamos nuestro ser animal, que es el cuerpo mismo. Viseras pobres para objetivos hipócritas. Apariencia para parecer por encima de nuestro ser auténtico.

Si es de nobleza verdadera cuidar y proteger animales, y bien gratificante que resulta, más cariñoso sería y debería ser cuidar más a nuestro animal humano que todos llevamos dentro.

Relajar las tensiones es mimarse. Se piensa mejor con vísceras normales. El miedo a tener miedo «revuelve las tripas». Entender nuestros miedos, comprenderlos y aceptarlos, nos hace verdaderamente seres humanos. Los verdaderos seres humanos hablan de sus sentimientos, no los ocultan tras «un guerrero de vientre de acero».

El miedo es el sentimiento más fuerte e intenso que tiene cualquier animal, funciona como mecanismo de defensa por alertar del peligro. Este sentimiento en el ser humano se ha desarrollado de una forma muy especializada en cantidad y calidad, dando una característica especial.

El ser humano es el animal más miedoso de todos. El miedo se expresa entre dos opciones extremas: huir o agredir. En el medio, toda actitud es posible. No hemos de olvidar que desde que el ser humano se volvió el más miedoso, ascendió a la cima de la cadena depredadora.

La ansiedad y la angustia son formas especializadas del miedo, y la primera es de origen inconsciente. El espacio de acción física de la ansiedad en nuestro cuerpo son los músculos, y por ellos todo el sistema postural y motriz. En cambio, la angustia es más consciente que inconsciente, y su accionar corporal es visceral. Nuestro sistema cardiorrespiratorio y el digestivo dan muestra de ello.

La ansiedad es miedo moderado, casi permanente y muy inconsciente. Cuando sentimos ansiedad, aparece una incómoda sensación que no nos abandona y tampoco nos deja claro cuál es el peligro, porque inclusive puede no existir éste, pero sí la ansiedad fóbica, por lo tanto, inexplicable en apariencia.

En la angustia hay en realidad un saber del tema que provoca miedo, aunque se viva con ella en silencio durante años. Y es que los cambios son fuente de angustia, ya sean cambios mínimos o más trascendentales. Curiosamente, no hay proporción en esto. Podemos angustiarnos exageradamente por hechos mínimos y ser casi indiferentes a los grandes problemas. En realidad, estos últimos se pueden negar con mucha fuerza y optar por la angustia de los hechos mínimos, como si éstos fueran la puerta para la fuga de los grandes temas de la vida.

Es en este truco de autoengañarse con la angustia de los pequeños problemas cotidianos –escondiendo los importantes cambios en la vida no resueltos por el miedo al cambio– donde aparece el misterio que produce la ansiedad, y que se expresa con síntomas corporales. Es entonces cuando los vértigos y mareos, los dolores, los reflujos y tantos otros malestares toman el protagonismo que rezaga la angustia de los problemas mínimos cotidianos. Y ya ni hablar de los grandes cambios, y menos pensar en ellos.

Así es cómo se somatiza el miedo al cambio. La somatización del miedo depreda el cuerpo del gran depredador.

Nuestro cerebro conserva desde hace millones de años su núcleo primitivo, que es el llamado *lóbulo límbico,* que es el cerebro primario o reptil. Precisamente, este último nombre nos recuerda que son muy básicas sus funciones, y que justo por ser básicas se vuelven esenciales en la conservación de la vida. Pues es aquí donde se produce el miedo, el apetito, la reacción de fuga o ataque, la agresividad o el amor.
Todo animal, en mayor o menor medida, posee esta estructura, sola o acompañada. Pero sólo los humanos la investimos de la mayor cantidad de estructuras periféricas e interconexiones.

El miedo libera, en sangre, la vasopresina —una hormona cerebral—, con la intención de que llegue más sangre a la periferia del cuerpo, sobre todo a grandes músculos, en particular a las piernas, bien sea para huir o para luchar. También el miedo libera grandes cantidades de glucosa (energía), como también de adrenalina y cortisol, para elevar al máximo el estado de alerta.

La dopamina, que se produce a partes iguales en el cerebro y en el intestino, acelera o retrasa la vasopresina. Por eso la falta de dopamina a nivel límbico aumenta el miedo. Si esta compleja reacción química fuese resultado un peligro real, desaparecería junto con el agresor externo. Pero cuando la relación se produce sin agentes que lo justifiquen, hablamos de *miedo neurótico,* ligado a unos recuerdos inconscientes que se relacionan y reaccionan con símbolos sociales actuales y que despiertan las huellas mnémicas infantiles.

Aquí el problema fundamental es descifrar cuál es el símbolo disparador, porque el individuo siente miedo y no sabe a qué o por qué. Si ante este hecho se decide indagar en la memoria recóndita, se genera en principio un pánico inexplicable que, además, se repite cada vez con más frecuencia e intensidad.

Por lo tanto, el miedo fóbico o neurótico tiene fuertes orígenes en la corteza cerebral, que almacena recuerdos.

Todo miedo intenso tiene una sustancia que fija su recuerdo en la memoria.

La angustia que produce «el estado panicoso» (que es el pánico que acecha sin producirse aún) es hoy un sentimiento generalizado en nuestra sociedad. Vivimos sometidos por las noticias, las redes y trascendidos. Y se produce de forma masivamente invasiva e inevitable como nunca antes que se recuerde. Sufrimos un verdadero bombardeo de información, imposible de discriminar y almacenar en la memoria adecuadamente. Y por eso toda esta información termina por producir un efecto contrario: la desinformación, lo que provoca la desaparición de la opinión personal y el desconcierto. Esto último es un caldo de cultivo de miedo sobre miedo, que da lugar al nacimiento de fantasías aterradoras subliminales que potencian todavía más los fantasmas incipientes de un tiempo pretérito, y que se expresan en la actualidad a través el cuerpo en síntomas desestabilizadores.

La actividad límbica es permanente, las pesadillas son recuerdos de miedo, que se hacen presentes en el sueño. Y el sueño ligero bien podría ser un miedo influenciado por fobias. Las personas mal dormidas, por lo tanto, mal descansadas, son mucho más proclives a la angustia y a los estados de ansiedad, incluyendo los ataques de pánico.

En el cuerpo están las huellas de todos estos estados alterados que son socialmente cotidianos.

El cuerpo tiene mucho que contar, si se le sabe escuchar o leer desde sus tensiones y posturas. Una promesa no es una realidad concreta, pero siempre indica una posibilidad. Cuando se trunca o se traiciona la promesa no crea un dolor intenso, sino un dolor instantáneo, quizás débil, pero curiosamente duradero en el tiempo, ya que se piensa en la realidad quebrada, en la realidad que no es, que no será y que nunca fue. Esa idea lastima y nos resiente con aquel que nos prometió. Y por medio, nuestro orgullo, lastimado en nuestra naturaleza ingenua. En las ganas de creer, se da una situación que aflige. Se disimula, pero nos amarga en profundidad. En muchas ocasiones no queremos que se vea, y de hecho no se ve, pero palidece nuestro cuerpo, como si la sangre se encerrara en una profundidad visceral, siendo la piel blanquecina el único rasgo de la triste sorpresa del engaño. Porque los engaños siempre sorprenden.

Las promesas incumplidas nos resienten como protección a la mentira. Recargan nuestro cuerpo de aflicción por dentro y de tensiones por fuera.

El valor de exigirse no forja a ningún ser. Precisamente, encontrar dónde están los valores de cada uno es aquello que valoriza al ser humano en los actos cotidianos del día a día. Descubrir las posibilidades de uno, y la forma de realizarlas, es donde está el real valor del ser.

Hay mucha angustia frente a las posibilidades inconcretas, como en la toma de decisiones que permiten trasformar «la posibilidad» en hechos tangibles y sensibles, porque cada logro que se puede tocar, ver o sentir es el verdadero logro humano.

19

Es cierto que las ideas primeramente habitan en nuestra conciencia, pero corren el riesgo de ser olvidadas detrás de los recuerdos, que se suman día a día, año tras año.

Hay un profundo y muy sano valor en cuidarse a uno mismo, pero tantas veces más en cuidar a los demás. Y en este verdadero acto de amor nos podemos olvidar de nosotros mismos. Y no me refiero a no cuidarse a uno mismo, sino que me refiero a algo verdaderamente más peligroso, que es no dejarse cuidar por los demás, sobre todo por aquellos que verdaderamente quieren cuidarnos y chocan contra el muro del orgullo mal entendido.

El amor propio es la representación del instinto de conservación natural, pero el orgullo es otra cosa, es abnegación por los otros y su reconocimiento a nuestros logros. En esa extraña ida y vuelta a lo interior y luego a lo exterior, nuestro cuerpo puede caerse en la trampa del falso orgullo. El que sólo busca reconocimiento social, termina por no reconocerse a él mismo.

Muchas veces, en la búsqueda de valores externos se pierden los propios, y si esto se produce, nunca habrá satisfacción posible. Es como una ansiedad por la conquista de los otros sin que necesariamente se lo merezcan. Es como si se volviera «necesaria» su aprobación, y termináramos siendo otros. Y desde aquí nace una angustia en la postergación de nuestras posibilidades, sin poder concretarlas jamás.

El miedo invade al ser que no sabe quién es verdaderamente y que sólo se refleja en los demás, con los humores y opiniones de éstos, que además son siempre cambiantes e inconstantes.

Si entendemos la libertad como la conciencia de existir y ser uno mismo, enfrentando los avatares del mundo exterior durante toda una vida, quien no sepa verdaderamente quién es, y viva contentando a los demás, está preso de la ignorancia de su ser y terminará siendo «el cansado», «el dolorido», «el vertiginoso» y tantos otros síntomas. El cuerpo «pasa factura» del mal vivir, y el cuerpo también se cuestiona –con síntomas–, en busca de respuestas.

¿Por qué sucede así? ¿Por qué un ataque de ansiedad se dispara en público con más facilidad, y no suele suceder cuando estamos bien acompañados por seres que nos quieren bien y nos otorgan seguridad? ¿Por qué los ataques de ansiedad no se dan en lugares privados, bien conocidos y «seguros»? ¿Por qué la angustia se enfurece en nuestro estómago cuando recordamos cuántas posibilidades hemos dejado pasar?

En cada músculo tenso de nuestro cuerpo se guardan recuerdos tristes, amargos o injustos. Los músculos tensos necesariamente no almacenan nunca felicidad, ni buenos recuerdos, porque tanto la felicidad como los buenos momentos relajan, liberan en forma de éxtasis las tensiones acumuladas. La felicidad o los buenos momentos se expresan hacia fuera, por el mismo cuerpo, sintiendo sensaciones placenteras y reconfortantes que, por último, son relajantes y constitutivas del cuerpo y su ser.

La vida se disfruta siempre a través del cuerpo y sus sensaciones. Más allá de los tantos motivos de goce, todos pasarán por el cuerpo en forma de sensaciones. Y se sufre también vía cuerpo, más allá de los muchos motivos de insatisfacciones, tanto los creados desde el mundo que nos rodea como por los conflictos internos no resueltos. Si esto sucede, se sentirán como sensaciones desagradables al principio, para luego ser síntomas verdaderos que indicarán disfunción corporal, producto de un ser que nunca se termina de encontrar consigo mismo.

Si el origen de la ansiedad es un miedo pequeño, pero sostenido en el tiempo, se expresará en nosotros en forma de incómoda inquietud, aunque posea cierto misterio en su propósito y en su verdadera naturaleza.

La angustia es miedo a enfrentar en la consciencia los cambios necesarios para crecer como persona, y aquí hay un enlace con los deseos inconscientes insatisfechos. Son postergaciones infantiles deseosas de salir en busca de satisfacción. En cambio, la consciencia es cambio frente a las posibilidades que permitirían satisfacer, en forma simbólica y adulta, a ese infante que reclama siempre.

El subconsciente es el espacio donde se reúnen la conciencia y el inconsciente, un verdadero espacio intermedio. Aquí la consciencia es difusa y pierde el sentido claro de la realidad, y el inconsciente aflora sin poder ser quien es. Lejos está de ser un lugar de confusión, es todo lo contrario. El infante demandante se las ve con el adulto socializado por leyes y principios, morales y éticos, de su cultura circundante. Aquí se debe encontrar la forma de expresar —en la realidad adulta— la satisfacción del deseo primitivo, en actos sublimados, posibles y productivos, para el ser adulto, y filtrados por la moral y la ética adquiridas. Si se fracasa en este intento, serán los síntomas del cuerpo quienes hablen, pero no con palabras, sino con pareceres corporales.

Resumiendo, ver las posibilidades de la vida como opciones de cambio, para crecer y no temer las exigencias que traerán, es actuar en salud. Se trata de entender los síntomas, que nos preguntan qué pasó con el deseo infantil.

En nuestra edad adulta es difícil entender nuestro demandante inconsciente, siempre deseoso de necesidades infantiles nunca satisfechas. Por eso armonizar estas cuestiones de nuestra mente es dar libertad al ser y otorgar al cuerpo salud y silencio sintomático. Cuando sucede esto, cuando armonizamos, es cuando las palabras toman la responsabilidad de comunicar deseos adultos de afecto, ayuda y comprensión.

2.
LA AMARGA EXPERIENCIA VITAL

Muchas veces, demasiadas personas sienten con certeza que sus ánimos están en caída libre, como si fueran absorbidos en un pozo sin fin. Pero si los hechos circundantes son comprensibles con la sensación que se tiene, y son racionales por el pensamiento, más congruencia hay entre el estado de ánimo y la situación de la vida, porque nos encontramos en «una amarga experiencia vital». En cambio, subir la cuesta del día a día puede parecer a otros una experiencia vital amarga. ¿Es verdaderamente amargo subir, poco a poco, hasta encontrar ese fin tan preciado y deseado durante mucho tiempo? ¿Es comparable la situación de subir a la de caer inexorablemente en el pozo de la vida sin posibilidad de evitarlo?

No es cuestión de perspectiva ni de comparaciones, es cuestión de congruencia y de ser verdaderamente comprensibles con los hechos. Cuánto desespera el que no confía en sí mismo y qué poco se conoce. ¿Quién desespera al subir la cuesta del día a día? Porque, en caída libre, aquel que confía en sí mismo, tarde o temprano, toca fondo y vuelve a subir. En cambio, el que no se conoce a sí mismo le parece caer siempre, aunque esté subiendo. ¿Es la angustia el paradigma de no conocerse ni saber a dónde se va?

La angustia es un síndrome de sentimientos encontrados y muy desorientados. En la ansiedad, el paradigma es el miedo a no saber a qué se tiene miedo. En la angustia, en cambio, el paradigma es tener miedo a aquello que se desea, y perderse dentro de uno para no encontrar la salida que satisface el deseo.

¿Qué cuerpo aguanta, sin dar síntomas, el retener los deseos, no ser congruente con los sentimientos, soportar el miedo, la ansiedad y la angustia? Todas las necesidades vitales que fueron satisfechas guardan en nuestra memoria un recuerdo, y a eso lo llamamos «deseo». Sólo aquellas cosas que pueden reemplazarse por otras que son verdaderamente iguales podemos decir con certeza que son idénticas entre sí.

El cuerpo anhela cariño siempre, porque, de una u otra forma, recibió satisfacción en tiempos inconscientes de maduración. Nadie tiene conciencia de sí mismo hasta varios años después de nacido. La separación del cuerpo materno, donde fuimos gestados, no acaba con el nacimiento, sino que continúa tiempo después.

Ambos sexos pueden engendrar, pero sólo el cuerpo femenino puede gestar. Todo ser, sin distinción de sexo, proviene de un cuerpo femenino. La eterna necesidad de un lugar seguro proviene de habitar un cuerpo femenino hasta nuestro nacimiento. Y en el inicio de la vida extrauterina, la necesidad de contacto con el cuerpo que nos gestó es imprescindible. Aquí nace el tacto y el contacto afectivo, «el diálogo tónico» con la otra parte. Por eso el nacimiento se vive como una amputación de un todo mayor. Sentirse parte pequeña e indefensa, o necesitada de afecto y protección vital, es la angustia por la falta de ese tiempo de protección, más el tiempo de separación, para la madurez necesaria, que nos acompaña con deseos –de formas tan iguales como verdaderas– para ser idénticas y calmar nuestros deseos.

La relación social del cuerpo busca lugares y seres verdaderos que provoquen la satisfacción de la necesidad de afecto que antaño nos dio la gestación y sus primeros tiempos cerca del regazo materno. Pero esta falta genera angustia, porque es necesaria la ternura para calmar la angustia corporal, que se suele expresar en malestares difusos y repetitivos. Su posición contraria es la agresividad, expresada en ansiedad, sinónimo de miedo escondido en actitudes pseudoviolentas hacia otros o contra uno mismo, también en forma de síntomas varios.

La ternura cura síntomas que la reclaman, y la terapéutica requiere de ésta. Si falta o faltó ternura, sentiremos una deuda. Y ésta se trasformará en duda, y luego la duda obsesionará con el síntoma, siendo éste la forma de pedir ternura.

En la postura del cuerpo se traduce el equilibrio de la persona en su medio circundante. En las tensiones de la postura se denota el significado de la persona, tratando de sostenerse a sí misma en su entorno vital que comparte con los otros.

El sentido de la postura significa un hecho mecánico frente a la acción de la gravedad. El significante de las tensiones musculares es una incógnita para el individuo y su ser.

«¿Por qué estoy tan innecesariamente tenso?», se puede llegar a preguntar una persona común. Lo cierto es que interpretar las tensiones parásitas que consumen la energía de nuestro cuerpo, las que lo agotan y lo fatigan, pero también las que lastiman con el tiempo, no es fácil. Tampoco las que afectan al ánima. Entender el porqué del sinsentido de las tensiones musculares extremas e innecesarias es como querer entender un diccionario vacío de definiciones.

Hay un sendero peligroso que transitar en la búsqueda del saber que trae cada ser en sus tensiones físicas, pero, por otro lado, entenderlas salva al ser de un mal saber de sí mismo. En cada tensión corporal hay una palabra o una frase que se calló en su momento. «Un silencio tan sagrado, tan íntimo, como la fuerza de su contenido y su significación personal».

Aquello que no se dice, tensa. Y si tensa, lastima. Entonces, cuando sucede esto, es el dolor quien termina hablando. Y del dolor hablan todos, olvidando el silencio y su contenido.

El silencio tiene una verdad real que se perdió en el cuerpo en el mismo momento que dejó su huella en éste, y tarde o temprano aparece con la misma fuerza de su verdad investida en un malestar físico que obsesiona.

¿Qué hay en la angustia?

Puede ser una pregunta sin respuesta para muchas personas, y durante mucho tiempo. Y digo qué hay, y no qué es, porque son dos preguntas distintas, aunque puedan compartir una misma respuesta.

La angustia puede bien ser el temor, incluso el miedo, que dura en una persona el tiempo de cambio necesario desde una etapa de su vida, necesitada y vencida, a otra etapa superadora y evolutiva de su ser. Sólo se cambia cuando la decisión está consumada. Cambiar da mucho miedo, tanto que paraliza. Y nadie paralizado en el tiempo y en la vida puede cambiar. Es más, se acostumbra a vivir en su miedo, como una rarísima paradoja: el miedo como refugio, el miedo es lo conocido y no quiere conocer otra cosa por miedo, algo así como: «Mejor miedo conocido que cambio por conocer».

Evolucionar implica crecimiento personal y hacerlo puede doler en cuerpo y ánima; esto necesita valor y nos puede faltar muchas veces. Y sería comprensible si sucediera durante un tiempo, pero no siempre.

En la angustia hay cierta conciencia de miedo, de necesidad de cambio y falta de valor. Desde la profundidad del ser hay deseos irrefrenables, pero aun así son reprimidos y llegan confusos a nuestra conciencia. «¿Qué es eso que quiero y no puedo, o no entiendo, o no quiero entender?». Por eso me enojo con quien me dice la verdad de la realidad y empatizo con el que desdibuja la realidad.

En vidas aparentes huelgan cambios, hay fantasía de felicidad, pero con angustia profunda en el cuerpo y el ánima. Ésta es la energía vital, y se merma con la angustia, desde la profundidad a la superficie, maquillada de felicidad apócrifa, que con un soplo de verdad desaparece, desnudando la realidad de la angustia.

3.
EL MITO DE UNO MISMO

Un mito es una historia fabulosa de tradición, que explica, por medio de la narración, las acciones de seres que encarnan de forma simbólica, en la fuerza de la naturaleza, ciertos aspectos de la condición humana. Se aplica especialmente a las narraciones de los dioses o héroes.

Hay historias imaginarias que alteran las verdaderas cualidades de una persona normal y le dan más valor del que tiene ésta en realidad. De manera que aquella promesa de éxito que nos hacemos es sólo un mito de nosotros mismos.

El porqué de un mito de sí mismo nace de un nuevo olvido secundario de aquello que se olvidó primariamente, porque su recuerdo originario se tornó insoportable, no solamente por ser dañino, sino también por la imposibilidad manifiesta de su realización, que sería satisfactoria pero inalcanzable. Y se olvida para no fracasar. Sobre esta sucesión de olvidos se construyen sueños y fantasías, que también se olvidan, pero nunca desaparecen. Por ejemplo, una amnesia protectora no es desaparición ni disolución del dolor emocional ni fracaso ni acciones felices no realizadas. Son olvidos de olvidos encadenados que sólo se esconden en la exageración de aquello que quisimos ser y no fuimos. Es la exageración de las dudas, transformadas en apócrifas personalidades huecas de sí mismas, donde se construye el mito. Una verdadera suerte de disfraz de la angustia, que tarde o temprano se desvanece y se derrumba frente a la realidad, ésa tan parecida a la verdad imposible.

Desde el mito caído se construye un verdadero ser, o mejor dicho, un ser realista, cuya conciencia de sí mismo se parece a la que existe verdaderamente dentro de su cuerpo y se adapta a la realidad circundante, sin perder la verdadera oportunidad realista de transformarla en sus posibilidades. A eso podemos llamarlo *trabajo*.

El cuerpo es la esencia y estructura primaria de nuestra existencia, todo aquello que sentimos se da por medio de él. Todos los olvidos se almacenan en su interior, más todo cuanto ve el mundo de nosotros como individuos apunta al cuerpo. Y todo cuanto obramos en esta vida, es por medio de él, sin olvidar su capacidad de actuar.

La angustia también habita en nuestro cuerpo y siempre nos lo hace saber. Preguntarse por qué estoy angustiado, o de qué nace mi angustia, es tan repetitivo como la larga cadena de olvidos que guardan el origen de ésta. El cuerpo se talla con olvidos que se confunden con síntomas. Y éstos, lejos de ser mentira, son, por el contrario, exageradamente reales, como una mítica expresión simbólica en lo físico de la fuerza de la naturaleza en la angustia misma.

4.

VERDAD Y AFECTO

Siempre la verdad es previa al afecto y no viceversa. No podemos por afecto conocer la verdad, pero sí tener afecto a aquello que es verdadero. En cambio, la negación de la verdad tiene mucho de represión interna. La negación es la noticia que anticipa aquella verdad que no podemos soportar y cuya existencia duele.

Es mucha la carga y mucha la energía que insume negar y reprimir verdades dolorosas. El cansancio, la fatiga y el dolor corporal son testimonios explícitos de verdades tan ocultas como olvidadas, aunque siempre latentes, siempre dispuestas a dar el zarpazo sobre un cuerpo conmovido por los años y sus historias presenciales, de una vida repleta de verdades inconfesables por la conciencia propia, pero traicionada por los síntomas.

Los síntomas hablan sin palabras, las palabras que la conciencia calla porque no puede soportar su mención. Cuánta energía y cuánta carga concentrada hay en un dolor. Cuando éste estalla es una reacción en cadena, un desprendimiento desmesurado en un solo lugar del cuerpo, en un momento determinado de su historia, contando toda la historia contenida, reprimida y negada de una verdad que es afecto mal interpretado y peor expresado.

Nacemos libres de toda forma de conciencia de nosotros mismos, sólo sentimos una parte del cuerpo que se desprende de un todo. Nuestro nacimiento es una sección de un todo, de un siempre. Quedamos como una pequeña parte cortada del todo mayor, con una imperiosa dependencia de éste durante muchos años. Luego, sigue una evolución, donde somos el centro del universo social y material, pero a su vez no conocemos la diferencia y los límites de uno con el universo circundante; es ahí donde poco a poco tomamos conciencia de un ser individual, pero desde la megalomanía y omnipotencia de un infante, donde todo es deseo, todo es poder. Pero la realidad marca los límites y nuevamente hay un corte, una sección o escisión. Por un lado, todo quiere satisfacción; por el otro, todo nos autolimita. Desde aquí comienza a nacer la conciencia de uno mismo en la disyuntiva de qué es bueno y qué es malo, mientras el cuerpo materno se transforma en un verdadero segundo cuerpo, el cuerpo de otro. «Si hay otro, soy un individuo». Claro que ese cuerpo del otro no es cualquier cuerpo, es el cuerpo original. El cuerpo de la gestación, que tanto un hombre como una mujer pueden engendrar, no es un dato menor.

Sólo la mujer puede gestar a los seres humanos con su cuerpo, sin distinción de sexo. Provenimos de un cuerpo femenino. Y entonces una enorme cultura social y familiar marca límites e impone leyes y moral. Muchos deseos de satisfacción corporal quedan reprimidos en un vendaval de códigos. Y empezamos a limitar la satisfacción en pos de la convivencia de cierta concordia con los demás, a cambio de sobrevivir en la cultura que nos tocó en suerte. Desde este momento, progresiva y gradualmente, la conciencia limitará el deseo de las emociones corporales, y éstas forzarán a la conciencia a la rebeldía de la satisfacción interna. Se iniciará así un duro *interjuego* para toda la vida: socializar al animal corporal, deseoso de satisfacción ilimitada, para humanizar su convivencia social.

Las satisfacciones en el ascenso de la escala social acallan las del animal, que desea satisfacción de emociones corporales, libertad de movimiento, expresión somática y salud de necesidades básicas enfrentadas a la cultura de turno.

Cuántos reclamos internos hay en un dolor corporal, cuántas llamadas de ayuda hay en un síntoma corporal y cuánto amor frustrado hay en cuerpos tensos, rígidos e incómodos.

En la cultura del rigor del rendimiento laboral y la tiranía de la estética corporal de moda, encontramos trabajadores eficientes, pero no eficaces. Y cuerpos canónicamente estéticos, pero feos de gracia y confort acorde al deseo natural.

Si no hay equilibrio entre las necesidades básicas y fundamentales del animal humano con las realidades del ser humano, la angustia consciente y la ansiedad inconsciente vagarán por todos nuestros rincones corporales, haciendo nidos para síntomas de dolor, malestar digestivo, vértigos y mareos, muy propios de los tiempos que vivimos.

Buscar el bienestar social con malestar físico es un problema, porque entre el infante omnipotente y demandante que creció y se trasformó en un adulto reprimido se encuentra el gran abanico de saber dar amor y no saber pedirlo para sí, o con los que sólo saben recibir amor y no saben darlo a los demás adecuadamente.

El recuerdo inconsciente de la vida intrauterina –vivir sin pedir–, siempre protegidos y no exigidos, nos puede llevar a sublimar el útero y a recrear en la vida adulta un lugar igual, o al menos parecido, al útero que nos gestó.

Es el tacto y el contacto afectivo de otro cuerpo lo que buscamos. La necesidad que anhelamos se encuentra en la caricia, en el abrazo o, por qué no, en la fusión total con otro cuerpo.

Saber pedir amor por la vía corporal es importante. Precisamente, el cuerpo es fuente de emociones, de sensaciones. El cuerpo debe ser fuente de placer. Sin embargo, en esta sociedad el cuerpo es lugar para la queja, para la extenuación. Hoy la conciencia de un cuerpo que sufre es fuente de angustia claramente consciente, y la angustia potencia el malestar de los síntomas.

A veces ser uno mismo puede ser una tarea imposible, porque se trata de no ser dos en uno, o uno en dos, o uno entre los otros, o como tantos pedazos de uno podemos partir la mismidad. Para llamar la atención de otros hacemos la división de uno entre «los otros», y que éstos nos miren, que nos tengan en cuenta, para no ser un individuo desaparecido o seres sociales invisibles, no importa que la solución sea ser un roto en pedazos de formas de ser.

En una sociedad que premia la imagen y no los contenidos, proyectamos muchas imágenes distintas de uno para ser admitido. Así no hay cuerpo que aguante sin dolor, sin cansancio, sin vértigo o malestar. Para ser de una sola pieza, lo suficientemente flexible para no romperse y seguir en la misma construcción de años de una «vida tironeada», es necesario hacer conciencia del cuerpo propio, y desde el cuerpo llegar a la conciencia, que es la heredera de las emanaciones, de los deseos inconscientes, que son los hijos de toda la historia personal de cada individuo, tanto de la historia recordada y más aún de la olvidada.

La falta de concienciación de un cuerpo plagado de «deseos en el olvido», retenidos en tensiones musculares, nódulos fibrosos o simplemente dolores migratorios que desgastan y agotan, son parte de un largo y añoso proceso de negación o resistencia a entenderse a uno mismo y producir cambios internos verdaderamente satisfactorios.

El trabajo de aumentar la conciencia corporal y la *corporalización* de la conciencia permite la sana conciliación de los deseos imposibles con los hechos realizables en el mundo exterior, pero partiendo de un interior individual decisivo y no sometido.

5.

LA ANGUSTIA
EN LA CONCIENCIA

La angustia nace en la conciencia como algo contenido dentro de ella que cuesta expresar, y aún más difícil realizar, porque es algo que da mucho miedo pensarlo, contarlo y, sobre todo, realizarlo. Hay siempre una idea de qué es «aquello» que nos angustia, aunque no siempre está bien entendido y atendido, pero sabemos con conciencia de qué se trata. En la ansiedad, por el contrario, el origen del miedo es inconsciente y nos llega como una sensación incómoda que promueve inquietud. El cuerpo se pone rígido. En la angustia, en cambio, se siente en el cuerpo un miedo consciente de algo que no nos animamos a realizar, aun siendo positivo para el ser, que nos obliga y exige. El cuerpo tiembla frente a decisiones o acciones, porque hay miedo a ser o a vivir la realización del hecho y llevarlo a la realidad.

En la angustia hay un momento donde se detiene el tiempo, hasta realizar o hablar de ella, aun hasta negarla con palabras contrarias al deseo. Todo eso promueve todavía más angustia. Mientras el deseo y la idea de realización no se muevan a la realidad, y tan sólo habiten en nuestra imaginación, la angustia se expresará por el cuerpo con síntomas muy variados pero muy conocidos. Por ejemplo, fuertes dolores migratorios, cansancio extremo, vértigos o mareos.

La angustia es miedo al cambio, es duda, y por eso también es deuda con uno mismo. A veces no nos debemos nada, pero actuamos como deudores; otras, ya no podemos saldar nuestra deuda; y otras, no queremos saldar la deuda, la duda.

La deuda obsesiona hasta hacer temblar el cuerpo, y éste duele. La obsesión es vertiginosa, y todo junto es cansador, porque nuestra deuda es duda y ésta termina siendo nuestro dueño.

Todo cambio trae miedo, pero el cambio mata la duda y nos libera de la obsesión de la deuda con uno mismo, que es la peor de todas las deudas.

Si una persona fue criada bajo la desconfianza y se le han cargado sobre sus espaldas infinidad de escrúpulos, no es difícil entender que tenga sus obsesiones. Detrás de cada obsesión hay necesariamente una evasión, un acto que nos distrae de la realidad que no podemos afrontar. Si aquellos que debieron confiar en nosotros en edades infantiles, juveniles o adultas no lo hicieron, bien podemos esperar un adulto exageradamente desconfiado de todo cuanto le rodea.

La ignorancia sobre uno mismo se mantiene si no se hace nada por cambiar. El saber se conquista. Cuanto más saber más conocimiento, pero nunca será una verdad, pues, guste o no, la verdad se padece.

Alcanzar la verdad es un objetivo imposible. Entonces, perseguir lo imposible es buscar la verdad, la imposible verdad.

«En perseguir la imposible verdad» vemos la verdad como fuerza para desarticular la angustia del sufrimiento, pero también como bisagra para encontrar una verdad que de momento se nos resiste, asomando ésta en múltiples síntomas. Todo síntoma debe ser escuchado, visto y tocado, si se pretende entenderlo.

Los síntomas son huecos abiertos de un cuerpo sometido a realidades biológicas, psicológicas y sociales, entrar por ellos a la verdad que se resiste es la oportunidad. Aquí aparece, sin dudar, un nuevo amanecer en la vida misma, un «verdadero momento en la eternidad». Por lo demás, es un tiempo de vida crepuscular llena de melancolía, lamentos y la búsqueda de culpables. Mientras tanto, entre pliegues y repliegues del ánimo, el cuerpo se agrieta en su momento de dolor o síntoma, que es otra forma muy distinta de un momento en la eternidad.

Se madura no sólo con los años. Se puede transitar largas llanuras de la vida, pero también se puede vivir subiendo y bajando las montañas. No se contempla de igual manera desde arriba de una montaña que desde su base. Desde arriba se madura de otra forma. Subir requiere de valor. Allí arriba se pierde el miedo al vértigo. En cambio, abajo, si se tiene compasión frente al esfuerzo, seguro que el cuerpo sentirá vértigo.

Los fantasmas del pasado, guardados en la mente, hunden la mirada en la vida y también la hunden en el sufrimiento, por eso es común ver a más gente al pie de una montaña que en la cima.

En la vida actual el éxito es subir, sin importar a dónde o por qué, y menos aún en cómo hacerlo. Fracaso, en cambio, es bajar de ese ahí. Sin embargo, subir con esfuerzo por un objetivo de realización personal surgido desde nuestro interior –como una necesidad verdadera–, hace perder el vértigo de la cima, y paradójicamente se baja al llano más fuerte y seguro, sin fracaso alguno, pues se ha visto un nuevo horizonte.

Y donde otros transitan un desierto sin saber a dónde van, el que busca y encuentra horizontes camina por una verde y fresca llanura, persiguiendo la imposible verdad, pero entrando en una realidad posible y gustosa de transitar.

El éxito por el éxito mismo es la hipocresía que lastima y duele tanto en el alma como en el cuerpo. Pero, además, cuando duele en el cuerpo hace olvidar los verdaderos infiernos del ánima traicionada.

Cuánta angustia causa saberse traicionado por uno mismo, y además no hay conciencia que lo pueda soportar, y siempre habrá un dolor corporal o un síntoma físico, que será otra gran paradoja: la de obsesionarse con el síntoma y su trágica descripción física, tan detallista como se pueda, y tan repetitivo como se quiera, con tal de evadirse de la autotraición y de su infierno, en la conciencia, y durante tanto tiempo como sea posible. Y entonces se olvida, para caer en el inconsciente, y ya no será angustia, sino ansiedad. Esa sensación tenue de un miedo permanente es difícil de explicar.

¿Hay vértigo en la angustia o hay angustia en el vértigo? No es un juego de palabras ni un acertijo. La angustia eleva el ser a un punto de abismo propio e interno, un punto donde se percibe un vértigo, tanto espiritual como moral, condensado en el propio cuerpo. Es miedo por algo no presente ni tangible. Es ese curioso y miedoso futuro próximo, que se imagina peligroso, sin poder explicarlo ni justificarlo. Un futuro que se acerca con vertiginosidad nos desequilibra y conmueve, tanto anímica como sentimentalmente. Hay angustia de futuro sentida en el presente y nacida en el pasado.

Nunca entendemos el origen de nuestras angustias, por eso no comprendemos su presencia y sus síntomas en el cuerpo. Somos impotentes frente al miedo que genera la angustia, ésta bloquea mucha energía en su interior, y por ende en el cuerpo. Es mucha energía en busca de satisfacción. Cuando sucede esto, hay necesidad de percibir sensaciones placenteras, pero sólo se termina hallando salida por tensión muscular excesiva y que, prolongada en el tiempo, será un síntoma desagradable. Además, sólo habrá atención obsesiva para el malestar, descripciones detallistas, metódicas y negativas del problema físico —que por supuesto existe y no es falso porque es muy concreto, pero nos hace olvidar el miedo, la angustia y su origen—.

Las necesidades satisfechas son deseos y los deseos cumplidos son esperanza. Por el contrario, las necesidades insatisfechas son indeseables y desesperanzadoras, como los síntomas corporales.

Cuánto hay del origen de la angustia en no saber encontrar nuestras necesidades insatisfechas, y que provocan falta de deseo y desesperanza.

¿Cuánta fuerza contenida puede haber en un dolor? ¿Cuántos sentimientos retenidos puede tener un dolor puntual y permanente? ¿Cuánto dolor se puede tener hasta darse uno cuenta de que no se puede seguir así?

Serán muchas las lágrimas que descargar, o muchas más las que no se descargarán, hasta empezar a pensar diferente sobre uno mismo. ¿Es tanto el miedo al cambio? O más aún: ¿hay tanto miedo a no saber qué es aquello que hay que cambiar, eso que ahoga pero no nos mata, lo mismo que paraliza el cuerpo y el tiempo? ¿Por qué siempre parece el mismo día si cada vez somos más viejos? ¿Por qué somos más viejos si aún somos jóvenes? ¿Se puede desear cambiar y no hacerlo? ¿Se puede aceptar la queja diaria sin haber hecho lo suficiente para revertir nuestra historia? Y si creemos haberlo hecho todo y no sirvió, ¿de dónde sacar fuerzas para empezar otra vez? Y ya van tantas veces…

Mirar en el espejo del otro para verse a uno mismo en lugar de mirarse dentro de uno: ¿cuánto miedo guardamos? ¿Por qué nos impide mirar a nuestro interior? Mientras tanto, nuestro cuerpo exterior está rígido, tenso e inflexible, nos envuelve de corazas que comunican sin palabras toda la fuerza contenida del dolor de ser alguien con sus sentimientos abarrotados.

Sólo hablando, pero sólo diciendo eso tan callado…

Decir diciendo, no hablando mucho sin decir nada, eso que no decimos porque se puede contar con palabras cargadas de verdades. Preferimos hablarlo con palabras banales que no dicen nada y ocupan un lugar en la comunicación con los otros, pues nos permite ocultar la realidad.

Sin duda, el cuerpo duele por sus silencios, duele por sus sentimientos, aún sin sentir ni expresar, duele por no querer cambiar y tener miedo al cambio. Es la queja el disimulo perfecto, la que no deja ver ni sentir el afecto a dar y recibir.

Nos quejamos con cualquiera y no hablamos las verdades con quien corresponde, ni en el tiempo justo ni de la forma apropiada. Ser sincero con uno mismo es descubrir quién debe saber nuestras verdades y hablar sin miedo, porque hablando nos cambiamos a nosotros mismos, demolemos la coraza del cuerpo.

Es cierto que se puede hablar con palabras, pero también con el tacto y el contacto. Se puede con las manos «escuchar» un cuerpo, y el cuerpo puede sentirse entendido por unas manos atentas y preparadas para descifrar los jeroglíficos de las tensiones parásitas del cuerpo.

Durante años inscribimos o tallamos nuestros sentimientos más profundos en el cuerpo y creamos una coraza de tensiones parásitas que consume nuestra energía biológica en contener los afectos que no se expresan ni con palabras ni con gestos corporales.

Leer el cuerpo y entender sus signos físicos y desbloquearlos no sólo liberan tensiones, sino que también liberan las palabras que nunca pudimos decir porque siempre dudamos, o porque siempre reflexionamos y nunca actuamos. «Toda una autobiografía bien oculta».

Hablar con sinceridad de uno mismo no es debilidad, hay que tener mucho valor para hablar de sí mismo sin tapujos, y mucho valor para ser escuchado por oídos atentos y manos expertas. Un cuerpo relajado promueve una mente flexible, que tiene la sabiduría de pedir ayuda para cambiar un paradigma en principio tan inflexible como tortuoso, pero afortunadamente factible al cambio.

6.

EL ENFRENTAMIENTO

Los enfrentamientos siempre son duros y difíciles. Los contendientes nunca son iguales, son siempre desparejos. Unos más, otros menos; unos comprensivos, otros desaprensivos; uno mira la vida de una forma, y el otro del revés; uno aprendió sin preguntar, y el otro pregunta demasiado. En los enfrentamientos ambas partes quieren tener razón, ambas partes se atribuyen la verdad única. Se enfrentan el pasado con el presente, el futuro con el pasado y el presente con el futuro.

Hay enfrentamientos en el tiempo, pero también en la madurez de cada tiempo y en cada momento. Tenemos el enfrentamiento del amor y el odio, el cruel y el compasivo, el cobarde y el valiente, el indiferente contra el comprometido, el triste que se enfrenta al alegre o el ingenuo al desconfiado.

Qué difícil mirarse al espejo de la vida y enfrentarse uno mismo a su historia tan controvertida, pero peor es no enfrentarse nunca con la verdad de sí mismo y conciliarla.

Sí, el miedo es, en efecto, el sentimiento más básico —heredado genética y culturalmente— de los humanos. Por el miedo se explican muchas cosas, tanto virtudes esenciales como errores cruciales. Y qué encrucijada supone enfrentar los miedos tan propios y contradictorios, y reconocerlos dentro de nuestro animal interior, ya sean esos miedos viejos o nuevos, ya sean los miedos reales o los fantasmas.

Para poder intelectualizar, espiritualizar y refinar los miedos, el ser humano necesita vivir desde su muy adentro, y moverse hacia el exterior con su animal humano pacificado.

Cuántas veces en la vida nos ha pasado que no sabemos quiénes somos. Y cuántas veces nos hemos podido llegar a preguntar lo difícil que nos resulta ser nuestro propio amigo. Si habito un solo cuerpo, ¿cuál soy yo de todos los personajes que poseo? ¿De cuál me avergüenzo y de quién me siento orgulloso?

Juzgamos y juzgamos siempre al otro, al que vive fuera de uno: el vecino, el prójimo, el que sea. ¿Será ésa la obsesión que no permite ver tantas partes propias en desacuerdo y enfrentadas?

¿Qué es mejor, armar el rompecabezas de la vida mientras se vive o vivir de pedazo en pedazo sin ser nunca de una sola pieza? Cuando terminas el puzle serás quien debas ser, pero no serás un juego sin terminar. Peor que perder la partida es dejarla inacabada e incomprensible, haciendo que otro con compasión junte los trozos del cuerpo carcomido por un animal interior desbocado y muerto de miedo.

Dar saber al ser. Educa al animal humano dando el valor de un verdadero ser humano, sin encarecer la verdad de los miedos, porque serán fantasmas. Tampoco abarates la verdad de los miedos, porque serán inexplicables y emergerán en ansiedades y angustias. Éstas son extrañas amantes de la negación.

Se pueden negar los sentimientos, se puede también negar el sufrimiento. En la cultura de la negación reside el arte de quejarse y quejarse, y es siempre una acusación encubierta hacia alguien, como la de acusar una petición de ayuda que no llegó porque se pidió de la manera adecuada durante la ternura infantil, y este hecho fue postergado por alguien que debía hacerlo por naturaleza, con formas esenciales y naturales.

El negador es una persona insegura, nunca termina de creer en sus verdaderos valores, que los tiene, pero no se los cree suficientemente.

No maduró su valía por falta de ternura en algún momento clave de su desarrollo y que, ante la posibilidad de volver a ser rechazado, prefiere no pedir el efecto verdadero con las palabras adecuadas. Y, en cambio, la queja es su manera de llamar la atención.

No hay que olvidar que, de todos los miedos heredados culturalmente, el miedo al rechazo marca de por vida. Y a la hora de ser amigo de uno mismo y reconocer nuestro propio rechazo, eso duele y mucho. El cuerpo suele dar fe de esto.

El rechazo injusto de ser más necesitado, o la pérdida irreparable de seres muy queridos, nos dejan tan vacíos que a veces parece no haber amor ni satisfacción en el mundo que nos pueda llenar. Sin embargo, los miedos fantasmas, las fobias, sí llenan esos espacios.

Si en toda queja hay una acusación, en el sufrimiento de cada dolor está la acusación y en las mismas palabras que expresan la queja del dolor están los acusados. Las personas físicas hechas víctimas de fantasmas o de miedos son las que rellenan el vacío del sufriente, del fóbico, que por la queja de su padecer pide ayuda con su síntoma y no con las palabras claras y adecuadas. Primeramente, pide ayuda a su propia parte amiga, que es rechazada por esa parte enemiga que él mismo creó: la que no tolera sus propios actos, la misma parte que se identifica con el ser o los seres que lo rechazaron en la edad más necesitada –y que así se autocastigó impidiendo su propia amistad consigo mismo–. Luego, pide ayuda, con su sufrimiento, a los seres más próximos y queridos, a los que hace culpables inocentes de su vacío tan temido.

Si la parte sana de este perfil de personas no sabe o no quiere hacerse cargo del dolor del amor perdido o del rechazado, será un dolor físico, y será su sufrimiento quien demande ser ayudado, si se pide como corresponde, desde el amor y no desde el rechazo acusador. En este momento aparece un sustituto inocente, que representa al viejo rechazador real o la vieja desaparición del amor perdido.

Los seres humanos tenemos que tender puentes de encuentro para unir lazos y redes de amor, ésa es la naturaleza sana de los sentimientos de ternura. En cambio, en el rechazo, se inician puentes de reclamos que, en lugar de unir afectos, son vías de encuentro y desencuentro de afectos malentendidos. Es triste ver con los años que todo pudo ser distinto. Y que el que debía prodigar amor, terminó prodigando un amor odioso y recibió un odio amoroso. Y cuando sucede esto, entonces todo se destiñe, nada es claro. La confusión es el vínculo, el reclamo, el discurso. El sufrimiento, el método. Los vacíos son más hondos, los miedos más profundos, los puentes de amor se derrumban y los vínculos por el desencuentro se fortifican. Todas son razones histriónicas, pero nunca una verdad.

¿Cuál es el mérito de querer ser entendido cuando no hay voluntad de ser comprendido? Imponer razones se entiende desde la razón más injusta hasta la más irrelevante. En cambio, las verdades se comprenden desde su esencia, sin necesidad de imposiciones. La desesperación no viene desde afuera, nace desde adentro.

El arrepentido es aquel que puede superar su desesperación, pero sólo si puede también dejar de ser lo bastante débil y poder soportar su propia voz que le indica claramente estar en un error, en su mentira. Así, su verdadera fortaleza será por la virtud de perseguir al fin la verdad, saliendo de las consecuencias de los errores encadenados de toda una vida de autoengaño.

Si algo potencia los errores, es más, los caracteriza, es la buena relación de la debilidad del carácter de quien falla y defiende su error en forma desesperada contra la posibilidad de la solución, como si la costumbre de vivir en el error fuera «su seguridad» y la solución «un cambio al abismo». Pues si no hay cambio de posición, habrá potenciación de la negación, y esto es sólo un intento de mantenerse erguido y orgulloso mientras cada vez se hunde más profundamente en sus miedos.

La especulación no es amiga de las paradojas y desgasta en los momentos extremos, dejando el camino más directo y expeditivo al fracaso más absoluto.

El arrepentimiento no es sólo entendimiento, es comprensión del error, es cambiar de actitud frente al fallo y expresarlo en hechos concretos.

En el cambio está la llave de la solución. Por el contrario, en la obstinación de no cambiar sólo aparece la desesperanza, que es la hija dilecta del miedo.

Es muy curiosa esa paradoja de ser obstinado y vivir con miedo por miedo a cambiar, como también no tener la humildad de reconocer que vivir de error en error y ser orgulloso de la vida obstinada, aun equivocada, en un estado de pasividad, con cierto disimulo en su actividad consciente de su proceder. Una forma clara de asentimiento interno del ser errado, siempre más preocupado por la justificación que por la solución.

Si el maquillaje verbal convence, sobre todo a uno mismo, los equívocos se encadenan unos tras otros. Se cree avanzar, pero en realidad se retrocede. De manera que el cambio se aleja mientras el individuo se acerca a su abismo. Es precisamente caminar sobre la cornisa la fuente de su miedo. Pero es curioso, porque negando el miedo la persona afectada cree encontrar calma, cuando en realidad fogonea la caldera. El miedo negado suele ser explosivo. Si se venera la mentira propia, se desprecia, y es justo cuanto más se enorgullece de su propio engaño, parloteando frases hechas por otros que sólo expresan su vacío. Este modo peligroso de jugar con los sentimientos propios es como negarse la vida misma. En tanto que aceptar la propia imperfección con absoluta sinceridad acerca a la esencia misma.

Todo aquello que es singular tiene finitud en el tiempo, salvo aquello singular que se trasmite de individuos a individuos en los tiempos venideros, sólo así logra ser infinito.

Con los afectos del ánima como el amor y las formas de pensar, se genera cultura de cuerpo en cuerpo, siendo sin duda el concepto de idea la causa más elevada que genera el ánima humana que habita un cuerpo.

El ser humano posee la virtud del pensamiento. Una idea es verdaderamente útil si le sirve a quien la piensa y también a su entorno. Pero si la idea es reprimida, ni sirve a uno mismo ni a los demás.

La idea es una expresión de la mente, no como un momento límite absoluto, sino un instante para el cambio en el tiempo. Cuando no hay cambio, la idea puede ser creída y asimilada como un miedo invasivo y destructivo del cuerpo. De ese miedo se puede *hablar* sin decirlo, nunca se puede contar si no se habla. Pero claro está que el cuerpo nos cuenta muchas cosas con síntomas, incluyendo aquellas que el mismo ser no sabe a conciencia, pero que su ánima las produce.

Toda fuerza vital que no se canaliza correctamente pugna por salir al exterior. De manera que si la fuerza vital del pensamiento se hace idea y ésta no se concreta en el mundo exterior, vagabundea por el cuerpo con síntomas de sufrimiento.

Por eso las buenas ideas no necesitan materializarse, sólo necesitan ser contadas y entendidas. Es cierto que luego alguien puede materializarlas o no, pero ya habitan en el mundo y eso es toda una concreción personal y social. En cambio, autorreprimirlas es una forma de deserción hacia dentro del cuerpo y sólo dará sufrimientos e inestabilidad emocional.

Sin duda, los síntomas que mejor representan la inestabilidad emocional, producto de la autorrepresión de las ideas, son la ansiedad y angustia. Ambas son «las hijas dilectas del miedo».

Reprimir ideas que conducen a cambiar realidades se alimenta con miedo, y el cuerpo responde con retracciones musculares, que es una forma silenciosa de decir muchas cosas. Estas retracciones son verdaderas corazas, no de protección externa, sino de fuerte contención interna a nuestras verdaderas capacidades. Es el miedo a nosotros mismos y a nuestra capacidad de hacer que, con curiosa astucia, no quiere saber aquello que sabe.

¿De qué habla el ser que habla mientras mantiene mudo su saber? Cuánta energía derrochada en «tensiones parásitas» que dragan del cuerpo vitalidad para sostener al «mudo parlante», que habla sin decir, guardando profundamente el enigma del valor de sus verdades.

7.

VÉRTIGO DE SABER

El lugar en que habita «el saber» en los tiempos actuales se redujo en el individuo cotidiano, porque reside en el gran vértigo que da acceder a todo, a todo por aprender, a todo por informarse de cualquier tema o cuestión, no importa que sea éste profundo o superficial. Desafortunadamente, da todo igual, es en la velocidad y en el alcance a «todo» donde reside el nocivo efecto adictivo de la inmediatez, sólo saciada por más y más y sí porque sí. Y de esto resultará entonces una imperiosa y ridícula necesidad siempre insatisfecha, una verdadera obsesión.

Si tuviera que definirse en un lema sería: «Ya, ahora mismo, cuanto más mejor y sin importar qué».

Si no hay un filtro muy personal verdaderamente elaborado en cuanto qué es aquello mal aprendido, ¿toda incorporación de conocimientos o información puede pertenecer a causas de interés general y personal verdaderamente necesarias y útiles? Es, más aún, si el conocimiento es de dudosa concepción, realizado de forma prematura por una gestación inadecuada o sin un análisis mínimamente objetivo. Todo «saber» es obtenido «sin saber» cómo, cuánto o a qué lugar pertenece. ¿Quién puede recordar de dónde era, qué cantidad de información o qué calidad hay cuando se absorbe un torbellino?

Es normal sentir indigestión estomacal por comer rápido y mal, pero parece ser que la indigestión intelectual lastima más estómagos que la comida misma. ¿Será por eso que vemos tanta acidez social? Si se quiere una sociedad de individuos débiles en conocimientos útiles o individuos fuertes en información inútil, ya se ha logrado, porque se ve a muchas personas perdidas en su propio camino, quejosas y fatigadas preguntando: «¿A dónde vamos?».

Si la pregunta primigenia es ¿a dónde voy? y ésta suele acompañarnos la vida entera, no tiene sentido preguntar por el camino propio de otro. Si el camino está dentro es uno en sí mismo.

El conocimiento valioso no tiene tamaño, ni medida, ni temporalidad. Tiene valor el conocimiento que nos permite vivir, experimentar y saber soportar los cambios que se producen a nivel humano. El conocimiento sólo es cultura útil y necesaria si el animal humano logra de sí profundizar en un ser humano.

Es importante saber discriminar y elegir entre los conocimientos voluptuosos y los profundos; los frívolos de los sensatos y serios. Hay que entender que nadie es sabio en todo, ni sabio se puede ser siempre. Es más, ¿quién es verdaderamente sabio? No hay que confundir erudición con sabiduría. El sabio sabe mucho más de callar y de saber escuchar, porque sabe de la vida misma. El erudito, en cambio, sabe mucho de uno o más temas, pero no implica su saber vivir, ni da valía a sus sentimientos esa erudición. Entonces, mucha información superficial sin contrastar ni analizar no es erudición ni mucho menos sabiduría, es sólo tener temas vacuos para parlotear.

Para muchos es más fácil saber de otros que de uno mismo, o saber nada «de todo» que un poco de algo en profundidad. Nunca deja de ser curioso que la estupidez sea tan inteligente, por eso persiste. Y que la ignorancia sea tan atrevida, y aparece cuando nadie la espera ni la pide. Este dúo tan difundido camina entre nosotros camuflado de «gente culta» autoproclamadas formadoras de opinión. Es desde ese lugar donde se difunde el miedo obsesivo, tan amigo de la hipocondría.

La obsesión es un factor de distracción de la vida misma, vivir obsesionado en el aluvión informático es desinformase y no saber que en la bruma se genera el miedo en aquello que existe en lo virtual y desaparece en la realidad.

Los «dueños de la verdad», tenlo por seguro, son los «dueños de la gran mentira». Y esta última funcionó, funciona y funcionará, siempre mal que nos pese y sea desagradable. «La gran mentira» no se apoyó siglos atrás en el vértigo informático, pues éste no existía, lo hizo igual que hoy, basado en la necesidad de creer en algo. Cualquier cosa que parezca buena sin serlo y creíble sin tener que demostrarlo, siempre es mejor que sentirse excluido por los demás, porque para muchos, mientras se tenga algo que decir, creen pertenecer; y no saben que la gente habla de otros sin pensar en ellos. Hablar no es sinónimo de pensar y menos todavía de sentir emociones. Muchas veces hablar es desesperar.

Toda verdad objetiva debe ser cuestionada por la mirada subjetiva de la reflexión, ésa que trata de ver dónde no se ve y acepta la relatividad de todo. Y la filosofía subjetiva encontrará su camino en la mirada objetiva que hace poner límites entre la relatividad necesaria y el delirio místico.

Los miedos pierden fuerza frente a las alternativas tan creíbles como posibles, pero los miedos crecen en los encierros de las grandes confusiones; si cambiar es difícil ¿por qué negamos nuestros miedos a ultranza? Reconocer nuestros miedos es muy duro, se requiere de una valentía verdadera para aceptar el miedo al cambio. Y mucha más valentía se necesita para realizar el cambio real. No se trata de dejar de ser uno mismo, se trata de sucederse a sí mismo en algo mejor que lamentarse. Definitivamente, en el lamento hay una acusación y, por regla anómala, el culpable es el otro o los otros, porque de uno depende saber diferenciarse, en la confusión generalizada, o usarla de excusa para no cambiar.

Qué peligrosos son los ojos y la boca del que poco lee, pero más peligrosos se vuelven los ojos y la boca del que lee mucho sin discriminar su lectura.

La censura, como las prohibiciones, ha provocado durante siglos mucha desinformación, siendo peor aún en estas circunstancias la falta de formación genuina y útil.

Hoy, en gran parte del mundo, hay más libertad de expresión. Sin embargo, la vulgarización y la desenfrenada cantidad de información que recibe un individuo en un mismo día es otra forma moderna y cruel de crear analfabetos ilustrados en una verdadera cultura de formación o información irreal, apoyándose en la necesidad de aquellos que no quieren saber, sino calmar el hambre de «su creer». Porque éste es un creer sin conciencia, ni concepto, ni sentimiento, sólo un creer que llena vacíos.

En el inmenso ruido informativo y formativo naufraga todo aquel que no aprendió a discernir la superficialidad de lo profundo, lo útil de lo inútil, lo que es agresivo y lo que es ironía. Es un problema no saber diferenciar la construcción maliciosa de la constructividad necesaria.

En el amor por informar y formar está el amor por la humanidad en general, pero vemos, en lo individual y particular, seres empeñados en hacerse despreciar, ya que aullar grandes acontecimientos no es necesariamente libertad. Puede haber mucho humo, pero nunca el fuego de una verdad.

Alrededor de nuevos valores pueden vivir los inventores de nuevos ruidos del estrépito, que enseñan poco y se aprenden mal. Y aparecen entonces mentiras cómodamente aceptadas.

Toda la energía psíquica que genera esta alienación social, individual y física, otorga una senda final común: la hipocondría y las somatizaciones. Una suerte de compensación o normalización, como una defensa contra el conflicto de la ansiedad, la cólera o la depresión. Este sistema de defensa es a largo plazo vulnerable, ya que la hipocondría se hace real; y la somatización, enfermedad. El individuo, en las entrañas de su amor propio, es un engañado repleto de conocimientos sin discriminación, quedando lejos de una cultura útil y cercana al desorden mental, que no es locura, pero tampoco cordura. Ya que el que se cree su propia mentira, por no poder soportar su propia verdad y la circundante, cuando habla de su mentira nos dice su falsa verdad, una suerte de bufón de sí mismo, una interpretación exagerada de su baja estima, transformada en acciones que conocemos como actos exaltados, descalificaciones o violencia verbal. «El débil que se hace el fuerte».

¿Es la verdad el sueño más difícil de alcanzar?, ¿por eso habrá tantos cansados? En la verdad hay relajación, aun siendo ésta desagradable, disimularla es todo un esfuerzo de silencios, palabras y gestos corporales. Todo un gasto de energía inútil sostenida en el tiempo ya sea días o incluso años.

Nos comportamos como un camello, primero nos arrodillamos para que se cargue sobre nuestros lomos, luego nos ponemos de pie con una carga que es de otros y marchamos por el desierto transportando kilos y kilos de información innecesaria, temeraria y antojadiza. La verdadera cultura, la que construye a un individuo y en conjunto a una sociedad, no es la más voluminosa, ni la más grande, sino la que se liberó de toda información, conclusiones o razonamientos inútiles.

La verdadera y necesaria cultura no está ni en quién grita más fuerte ni en quién habla con muchas palabras, sino que está en la realidad de las palabras justas que expresan ideas para producir cambios tangibles en el bien individual y el bien común.

8.
LA MENTIRA INDULGENTE

Curiosa es la indulgencia con uno mismo si ésta termina por enfermar al ser. Muchas veces el espíritu tira hacia abajo y acerca el abismo tan temido, es el espíritu de la pesadez, que no es distinto al de la autoindulgencia acomodaticia. Por esa cómoda compasión el abismo se termina haciendo cada vez más profundo y vertiginoso, y obliga entonces a dar un paso atrás. En ese momento, el silencio entre dos personas se vuelve más solitario que la soledad misma. Estar verdaderamente solo puede liberar esa opresión de incomprensión con uno mismo. Estar verdaderamente solo enseña a estar acompañado, pero nunca es al revés. Hay «un momento en la eternidad» que puede ser el tiempo del cambio si las mentiras empiezan y siempre terminan, porque no hay mentiras eternas, aunque duren generaciones. Todas encuentran su vergonzoso fin.

Las mentiras son un movimiento recto con un principio y un final. En cambio, la verdad siempre está, aun negándola con fiereza. Ella está siempre presente. La verdad es un movimiento circular en un mundo de palabras silenciosas y pensamientos que avanzan sin hacer ruido y que dirigen los destinos de los espíritus de pesadez. Estos últimos siempre son propensos a vivir en el borde del abismo, a mirar el fondo,

51

aun con los ojos puestos en el horizonte, mirando derecho y en forma de movimiento recto, como la mentira. Ven el fondo del abismo en cualquier lugar, una larga mentira hecha transitoriamente verdad. Es el fondo de un ser vacío o a medio llenar que proyecta pesimismo en la vida misma. De manera que toda existencia, tanto la propia como la ajena –y en particular esta última–, serán responsables de «la pesadez de espíritu» y su imposibilidad de cambio. Éste sólo vendrá con el valor de la toma de decisión de elegir la posibilidad frente a todas las posibilidades. Sólo se ve la salida hacia arriba después del crepúsculo anímico, porque el estado de ánimo es directamente proporcional al repliegue del ánima. Pero son pocos los que llegan a la cima. Algunos en ésta sienten «vivir la gloria», mas pronto sentirán vértigo y bajarán por la misma ladera que subieron; otros sólo verán más camino, con más montañas que subir y bajar. Estos últimos ya no sufren, porque conocen la incertidumbre de subir y bajar. No se engañan con el lugarcito seguro, bien saben que en esta vida y en esta tierra nada es seguro.

Muchas razones no pueden explicar una verdad, en cambio, la verdad desestima todas las razones.

Mientras no sepamos la verdad, no inventemos razones. Es mejor vivir en la incertidumbre buscando la verdad que vivir engañado, porque será un sueño largo y profundo, del que te despertará tu propia mentira o la del que te mintió.

9.
EL SILENCIO MÁS MENTADO

Hay un instinto muy humano de idealización, que se suma al también muy natural temor. Y las idealizaciones y los miedos terminan juntándose para actuar frente a la oscuridad de lo desconocido, con una atención mucho mayor que la que se aplica a la realidad misma, dándose así la rara paradoja de que, detrás de una conspiración de silencio, siempre se oculta una verdad.

Aquello que unos padres callan durante una vida entera, a menudo es de lo que hablará un hijo el resto de su existencia, sin darse cuenta éste de que su propio discurso no le pertenece. Y así desvela el secreto paterno-materno, haciendo una vida de revancha, y hasta venganza estéril, con el paso de sus días.

Todos esos secretos sin voz, pero percibidos en gestos y actitudes, yacen en el fondo de cada ser sin identificarlos ni reconocerlos. Pero al sacarlos a la luz y desmenuzarlos para poder discriminar su auténtica verdad de «la mentira-verdad heredada», se nace nuevamente, ya no por un parto, sino de la desatadura de un nudo amoroso muy mal entendido. El amor por un hijo es la felicidad realizada de éste, no la tragedia vengada o la envidia proveniente de un pasado que no le es propio, ni menos bien entendido.

Una persona no puede, ni debe, ser el resguardo de los fracasos o el resentimiento de sus antecesores, debe intentar ser feliz. Es cierto que nunca lo será durante toda la vida, pero transmitirá su intención, su voluntad y sus ganas de serlo. Y algunas veces hasta podrá conseguirlo.

Hay tradiciones que conducen a la evolución, y es bueno continuarlas; otras, sólo buscan la autodestrucción, y éstas deben ser sesgadas.

Cada generación siempre ha creído ser el futuro único hecho realidad, y su único presente el verdaderamente auténtico, habiendo creado los mejores e insuperables avances. Esta conducta, tan humana como repetitiva, ¿es un autoengaño que necesita inferirse a sí misma por baja estima? ¿O será el virtuosismo que verdaderamente pretende alcanzar? ¿O simplemente los humanos nunca alcanzamos la perfección del autoengaño?

Probablemente, la falta de una seriedad profunda para alcanzar, sin asustarse, la realización de la tarea de una vida plena y feliz nos obliga a pensar en el pasado o en el futuro, pero nunca a disfrutar el presente.

Por supuesto que hay mucha nobleza en crear cosas nuevas y es, sin duda, toda una virtud y nobleza el conservar las buenas cosas viejas que dieron sus frutos. El peligro es que la nobleza no sea destructora, insolente o burlona. Cada individuo debe continuarse a sí mismo todos los días de su existencia. Entonces, cada generación se continuará en la siguiente, y velando por el bien de la que vendrá. Eso es cultura de evolución, el antídoto al autoengaño y a la autodestrucción individual y social.

El conocimiento noble no se desanima por sumergirse en aguas turbulentas, pero sí se inquieta si se queda en la superficie y no alcanza la profundidad, que es donde reside la posibilidad de los grandes y verdaderos cambios, individuales y generacionales.

Cómo se nutre la hipocondría de los que se caen en la loca carrera a ninguna parte, cuánta fatiga hay en apurase sin saber para qué y cuántos síntomas nos distraen en esta triste realidad. Ésta sí puede ser la perfección del autoengaño, siempre tan visible en la superficie y tan desconocida en la profundidad.

Es común ver que una explicación cualquiera es mejor que la falta de explicación alguna, esto nos acerca a recibir explicaciones erróneas o disparatadas. Si lo desconocido trae inquietud, temor, miedo o sensación de peligro, cualquier explicación será buena, aunque nos mientan, engañen o sometan a verdaderos riesgos.

Cuesta mucho abrir las puertas de la incertidumbre mientras se busca la verdad, para eso es necesario tener serenidad, algo que probablemente hoy sea incomprensible para muchos. Si la esencia del diálogo reside en que algo bueno suceda, si en éste hay engaño consciente o no, seguro que habrá frustración. Y un diálogo frustrado trae violencia. La primera de todas las violencias es la que se ejerce sobre uno mismo, por dejarse engañar. Toda violencia contra uno mismo es causa de dolor, tanto físico como espiritual.

La pasión infinita por la respuesta, aunque sea fantasiosa, pertenece al desesperado. Éste no cree en sí mismo y por eso busca respuestas externas, sin importar de quiénes vengan. ¿Será éste el autoengaño que necesita la generación de la hipertecnología y el apuro constante la virtud de «la solución rápida»? O, por el contrario, ¿empezó la era de la seriedad profunda, basada en la serenidad, en la ciencia, con conciencia de la razón basada en la voluntad de no engañarse?

Es muy fácil engañar a la conciencia, pero muy difícil engañar al cuerpo. Las sensaciones corporales y las emociones del cuerpo dieron origen a la conciencia del sí mismo.

Es entonces, desde los fondos más oscuros del alma, cuando el cuerpo se alimenta en su existir de esa fuerza vital. Se refugia el individuo en un parecerse a todos y no saber quién es, por querer ganar las batallas de las razones sin haber visto nunca la verdad. Es eso lo que caracteriza su empobrecida realidad, con una explicación en cada tema y ninguna para su individualidad.

10.
LA URDIMBRE AFECTIVA

Cuando un individuo se siente encarcelado en el arcaico entramado familiar y social de donde emergió, su forma de vida se hace dolor. En este momento es cuando se acude al mundo médico en busca de ayuda. Y muchas veces éste no sabe recibirlo ni puede ayudarlo, porque no se sabe romper la coraza de protección de negación de esta realidad. Y esto es necesario hacerlo para entender el dolor físico de una historia tan remota que empezó en la pelea del intelecto razonador y de los sentimientos, toda una experiencia fracasada en la evolución personal, y también de la sociedad a la que pertenece.

Enfermar es consecuencia de una vida cargada de faltas y necesidades afectivas insatisfechas, toda una herencia agotadora. Las faltas son para el instinto una degradación y su consecuencia una disgregación de la voluntad. Aquello que procede del instinto humano busca lo necesario, es libre y te hace ligero frente a la pesada carga de parecer y no ser.

Puede parecer inverosímil la idea de manifestaciones de autocastigo inconsciente en los seres humanos, pero, variando la intensidad y violencia, serán las autorreacciones corporales, en función de una injusta sensación de culpa contraída, las que las provocarán. Del entramado afectivo inicial o primario, recibido cuando somos seres indefensos (recordemos, los humanos somos animales que nacemos y que durante mucho tiempo somos absolutamente dependientes del cuidado del entorno más próximo), nace un claro sentimiento de culpabilidad cuando el afecto falta, o es mal entregado al ser indefenso, generando en su simpleza emocional la culpa de no ser querido, por no merecerlo.

La simpleza de este pensamiento absurdo es propia de la lógica inmadurez de todo niño y su imperiosa dependencia tan prolongada que caracteriza a nuestra especie, que resulta ser la más evolucionada al final de su desarrollo y la más indefensa en su evolución madurativa.

Este largo período de necesitar al otro conlleva la necesidad de agradar, gustar o destacar. En la madurez, disfrazado de otras formas, se conserva en las sociedades actuales el sentimiento de ser necesario, válido, útil y, en las exageraciones, hasta sentirse imprescindible. Son nuevas formas de buscar el afecto, mucho menos genuinas, transparentes y agotadoras, pero formas al fin y al cabo de pedir el afecto, tan necesario como vital. Si esto falla, los síntomas corporales son formas de pedir atención o ayuda.

No hemos de olvidar que todo aquello que callamos se pide desde la sensación corporal, expresada en estados desagradables de malestar físico.

Es inverosímil que resulte más fácil hablar con detalle obsesivo de un síntoma que hacerlo con naturalidad de los sentimientos que agobian y verdaderamente lastiman nuestro cuerpo. Esto genera muchos bucles retroactivos al origen, como: «Si no me quieren, es mi culpa». Pero como no hay culpa verdadera, se creará un círculo vicioso en forma de síntoma: una verborragia obsesiva de la descripción del malestar, más culpa por la falta de solución y atención del daño biológico verdadero y el emocional, que es la génesis antropológica de la evolución de la culpa primaria: «el afecto que faltó en el estado de indefensión».

Tanta, pero tanta, cordura, día tras día, parece locura. Cuánto miedo se tiene a perder el control, cuánto esfuerzo controlador se suele hacer en uno mismo para no perder la cordura. Qué tensa es esa cordura que creemos que nos evita la locura, todo un esfuerzo inhumano para obtener un logro sobrehumano: ése de una vida sin cambios, monótona y segura, llena de temores que alejan los amores, particularmente del amor propio.

Por miedo a no saber encontrarse, cada individuo se termina perdiendo en un lugar seguro que no es el propio, sino el dictado por el otro, o por los otros —o quizás aquello que creemos que los otros piensan de uno, y bien poco importa—. Cuanto más se trata de ser uno mismo, más raros son los comportamientos ajenos. Pero cuanto más dejamos de ser nosotros mismos, más creemos ser mejor aceptados, pero soportando el miedo de la cordura que parece locura.

Si siempre se hace lo mismo nada cambia, decía un sabio. Y otro pensaba que sólo con ímpetu y audacia se logran cosas fuera de las ordinarias. Y seguramente ésa sea la verdadera cordura: la de aceptar los cambios y ser partícipe de ellos. Ser piezas del cambio y no seres de recambio.

Cuando la enfermedad nos deja fuera del juego en el dolor, en el sufrimiento del síntoma, suele aparecer la oportunidad de reflexión para ver y sentir que no hay peor exceso que querer controlarlo todo. Esa maldita obsesión que, de tanto poner límites propios y ajenos, agobia, tensa y asfixia.

El cambio, cuando es necesario, produce angustia durante el tiempo que trascurre entre la decisión y la acción de cambio. Por eso las angustias suelen parecer eternas.

11.

SUPERARSE O DESESPERARSE

La dialéctica es, filosóficamente hablando, la resolución de dos ideas opuestas por una superior o una síntesis de los opuestos.

Ser un número indiferenciado en la multitud es la pérdida de la verdadera libertad individual. La libertad es una dialéctica entre la necesidad y la posibilidad. La posibilidad de ser uno mismo depende en gran medida de la posibilidad de saber elegir entre la interioridad y la generalidad circundante.

La carencia de posibilidades dentro del entorno que nos rodea, sin duda, produce angustia. Pero cuando la carencia de necesidades está dentro de uno, la angustia se convierte en desesperación, y las posibilidades de ser absorbido por la marea del entorno y terminar siendo un ser indiferenciado generan un ser desesperado que, en su asimilación con los clones del entorno, no sólo no le permiten ver su desesperación, sino que, por el contrario, se creen partícipes del éxito comunitario, en locas carreras por el desarrollo de los vértigos de cambio tras cambio para que nada cambie.

Hoy, todo puede ser «viejo» en sólo seis meses, y los grandes aportes de algunos seres irreemplazables son vistos como usos y costumbres de «dinosaurios» sociales. Si Pasteur, Fleming o el desconocido descubridor del fuego o la rueda si se quiere ir más atrás aún, son considerados dinosaurios sociales, mal vamos entones.

Los sentimientos contados en las obras de Shakespeare, como la traición y tragedia de Macbeth, el engaño y la duda en Hamlet o los celos de Otelo, la ambición y la usura en el *Mercader de Venecia* o la frivolidad social en la desenfrenada carrera del éxito de Iván Ilich de Tolstoi, tienen la misma vigencia hoy que hace siglos. Lo mismo sucede con la ironía del hidalgo caballero de Cervantes, que es tan tragicómicamente verdadera, genial como vigente, tanto hoy como hace quinientos años.

El desarrollo particular que mejora al individuo como ser que brinda en lo general, sea mucho o poco, siempre aporta. Así nace la transmisión cultural, ésta es la verdadera evolución humana, que no conoce edad en la historia ni en región geográfica. De todos los tiempos y desde cualquier lugar del mundo surgieron aportes invalorables, las necesidades fueron siempre un motor para generar la posibilidad de satisfacerlas. Aquellos que así buscaron en su interior su aporte al bien general, sin perder su individualidad, fueron seres sociales, pero socializar al individuo, transformándolo en un ser camaleónico, no aporta, sino que disminuye la creatividad evolutiva y masifica el pensamiento.

Toda generación debe comenzar de cero buscando cambios, pero para lograrlo siempre debe conocer los logros de la generación predecesora, como también saber los fallos de ésta. La juventud es una etapa vitalista del tiempo de un ser; la madurez, un tiempo de consolidación de conocimientos internos y externos; la vejez, un tiempo de aporte de experiencia.

Ser un número en la multitud es perderse a sí mismo. Y al no encontrar un mínimo aporte individual en lo general, pasamos a ser parte de la empresa de otros, como un engranaje indiferenciado, para sumarnos al éxito de moda, que pretende hacer «dinosaurios» a los verdaderos y perdurables logros. Esto termina desesperando al individuo de tal forma que ni él se reconoce, desesperado por estar convencido de «su éxito». Claro que su cuerpo cuenta, con síntomas, otra realidad, la verdadera historia de una vida.

Cuerpo y ánima se resuelven en la dialéctica de la síntesis de su indivisibilidad, dando lugar al espíritu de un ser. La física demostró hace mucho tiempo que toda materia es energía, y el cuerpo humano no es la excepción. El espíritu es aquello que emerge de la materia. Por eso el espíritu humano es la emergencia, desde el cuerpo, de la energía vital de su alma, dejando huellas de su existir en los demás y en el mundo exterior.

La espiritualidad humana nace de la interioridad, con dirección hacia el exterior. La necesidad de expresarla es la posibilidad. Si fracasamos en la posibilidad de accionar, de realizar o de dejar huella en la vida, toda esa energía se retiene en forma de síntomas. ¿Cuánta energía frustrada o mal canalizada hay en un vértigo o en un dolor? El hecho de poder ser uno mismo: proyectarse al mundo exterior, actuar en él, confundirse con nuestros congéneres y saber volver a uno mismo, sólo es posible desde el profundo conocimiento de saberse uno dentro de sí, pero también afuera, entre los demás. Ser uno más nunca significa dejar de ser quien se es.

En la realización de la posibilidad hay satisfacción. Pero en la persecución de las posibilidades sin concretar nunca una, sólo hay un ser fantasma, alguien jugando siempre a realizarse, sin realidad alguna que demuestre sus hechos y concreciones. Ése es el juego de la apariencia, de la falsa esperanza.

Quien cree vivir en un estado de desesperación personal ha caído en la debida cuenta de que es prisionero de ésta y no pude hablar con cabal sentido de ella. Es algo que le sucede en un conflicto consigo mismo. Sólo puede repetir y repetir quejas y maldiciones de su sentir y de su malestar. Se convierte en un ser detallista de su sufrir, pero nunca habla de su sí mismo y su relación con él mismo.

Ese ser viviente, con su interioridad tan amada pero asustado de entenderla, de asumirla y de descubrirla, nos da a entender la mala relación que se tiene con uno mismo y la causa de la desesperación.

Está el que se busca, que, al no encontrase, desespera. Pero también está el que por todos los medios se aleja de sí mismo, buscándose en la aprobación del mundo exterior, por lo cual también desespera. El primero se pierde dentro de sí, sin encontrase; y el segundo, se aleja todo lo posible de sí mismo y se pierde también sin ninguna posibilidad de encuentro.

La interioridad es el más seguro de los sitios para habitar sólo cuando está definida y es conocida por uno mismo. Esto sucede si hubo trabajo en encontrarse, en autorrelacionarse con convicción. Pero para muchos, la interioridad es como un pozo sin fondo que, si se cae en él, la caída será eterna y vertiginosa. Sin embargo, en nuestra interioridad está la existencia misma. No zambullirse dentro de ésta por miedo a vivir lo que verdaderamente se es, y merodear desde su extremo más alto con la duda de ser dueño de sí mismo, es un vértigo que cala muy hondo en el cuerpo y se vuelve una obsesión en la mente. Es entonces cuando el cuerpo, lleno de rigideces, genera malestar, vértigos y mareos, para, en última instancia, sólo hablar del síntoma vertiginoso y todo aquello que imposibilita hacer una vida normal. Es la ley, una autoley muy ineficaz, por cierto, pues ya no es sólo un síntoma, ya que éste se adueña de la persona y le hace olvidar, aún más, su relación consigo misma. Cuando las palabras esconden el origen de miedo, el cuerpo contesta con síntomas de vértigo y mareo.

Escritores, filósofos y teólogos, desde la observación estricta de la condición humana, marcaron el rumbo de aquellos que vendrían. Para Friedrich Nietzsche no había mejor psicólogo que Fiódor Dostoievski. León Tolstoi, en su obra *La muerte de Iván Ilich,* probablemente logra la mejor descripción de psicosomática que se conozca, aun siendo ésta una novela. El filósofo danés Kierkegaard, sin proponérselo, en cada libro nos enseña la psicología más fina del yo profundo. Feijo, por su lado, nos enseña la importancia de la medicina clínica sin ser médico en el siglo el XVII. Freud aprendió español para leer el *Quijote* en versión original, decía que aprendía mucho de la condición humana en la obra maestra de Cervantes, sin pisar todavía el siglo XX.

Santiago Ramón y Cajal presenta la neurona desde la teoría y sin poder comprobarlo, convirtiéndose en el padre de la neurología. Más de cincuenta años después, con la creación de microscopio atómico, se demuestra inequívocamente la verdad de Cajal. Siempre la tecnología termina confirmando la observación sistemática de una persona. La teoría de la relatividad de Albert Einstein sigue vigente sin ninguna tecnología que puede desestimarla, y se ha intentado.

Todo nos conduce a pensar que la tecnología en manos humanas está al servicio de los seres humanos, pero, como ya nos advirtió en el siglo XVI el médico humanista François Rabelais: «La ciencia sin conciencia es la ruina del alma».

Por otro lado, Karl Popper, célebre epistemólogo del siglo XX, nos enseñó del deber de la ciencia en revisarse a sí misma y corregirse de sus errores. Es humanidad pura. Toda tecnología es bienvenida a las ciencias de la salud, pero como decía Gregorio Marañón: «Primero de todo, escuchar al paciente; después, la revisión clínica de su cuerpo, recién después los estudios». También nos advertía que en ese siglo (el XX) se terminaría con las enfermedades, pero que nos matarían las prisas. Se ha logrado terminar con muchas enfermedades propias de su época, no todas, pero, sin duda, las prisas son una epidemia que enferma y destroza, espiritual, anímica y físicamente, a la sociedad actual.

Ir deprisa incluye el deseo de urgencia, que no es igual a la necesidad de ir rápido. El deseo de urgencia es ansiedad, es el *ya* por el *ahora mismo;* no siempre acertamos en la elección de hacer o ir rápido, porque puede ser negligente. Ir deprisa es ansiedad y la gran posibilidad de errar en el objetivo. Ir deprisa no es necesario, porque no garantiza terminar antes. Suele hacerse con errores y se termina después, o se termina muy mal.

Pero ¿cómo soportar la vorágine social que empuja a ir deprisa en una sociedad de vértigo puro? El filósofo coreano-alemán Byung-Chul Han nos habla de la sociedad del cansancio en su libro publicado en el 2012, advierte de la falta de reflexión en los tiempos que corren y la imposibilidad de romper el círculo vicioso de cansancio-error-angustiarse por el fracaso.

Hoy los miedos inexplicables (fobias), la angustia, la ansiedad y la enfermedad caminan juntos en un cuerpo tan cargado de síntomas

como una mente de dudas. Dudas que parecen deudas, de una realidad imposible de cumplir. El buen descanso debería ser parte de la
tarea del buen trabajador, y el buen trabajador no paga con prisas que
enferman en la epidemia de la vorágine social.

12.

LA PARADOJA DE PASARLO MAL PARA ESTAR BIEN

Reconocer las palabras que uno dice no es la dificultad, sino que ésta reside en reconocerse a sí mismo en las palabras pronunciadas. El que dice estar desesperado no necesariamente lo está. Y quien sugiere no estarlo, tampoco es garantía de no ser un desesperado.

La desesperación es sorda y oscura porque la autorrelación son sensaciones, emociones y sentimientos dentro del cuerpo mismo.

Todos en mayor o menor grado padecemos desesperación. No hay ser que no sienta en lo más profundo de su ánima una cierta inquietud, o un poco de desasosiego, o cierta angustia. Saber adaptarse a los cambios interiores y reconocerlos es prueba cabal de que dentro de nosotros habita la existencia.

La desesperación incontrolable nace y termina en la relación negada de la relación de uno mismo con su interioridad. Sin verdadera autorrelación no hay esperanza, y eso desespera.

Creer en aquello que no se ve, en aquello que no ocurrió aún, es fe, con o sin religión de por medio. Sólo dependerá de cada uno creer en aquello que no sabemos si sucederá, aunque parezca «absurdo». Mu-

chas veces, el creer se hace deseo, convirtiéndose en la fuerza del sentimiento, en el hacer de cada día, de todos los días. Será entonces, en
cada concreción, en cada realización, cuando el absurdo se transforme
en una realidad tangible, naciendo la paradoja de que lo imposible es
posible.

Vemos muchos «absurdos» – y sabemos de ellos– que cambiaron la
historia de muchos seres que lograron «su imposible» gracias a un
cambio: creer en el deseo propio, que surge desde muy adentro de uno
mismo. Ese deseo es tan difícil de explicar como de contar, porque
aparece como una tormenta de sensaciones corporales, tan únicas
como indecibles, esas sensaciones que nos muestran sin palabras cuál
es nuestro deber.

De repente, ese deber, que nace del interior de cada uno, se hace
deseo, y el deseo interno se hace deber. El deber y el deseo se encuentran frente a frente y se corresponden, no por azar, ni por fortuna, es
más bien por saber buscarse dentro de sí.

Sólo comienza a actuar el instinto del deseo cuando la razón termina. No es posible razonar «eso» que el cuerpo nos dice. Hay muchas
razones exteriores que anticiparán que nuestro deseo y empeño fraca-
sarán. Normalmente semejante aseveración parte de quien no tiene
una causa y fuerza para desear y sólo tiene algo que decir. Porque todo
deseo en sí mismo debe necesariamente llevarse a cabo frente a toda
adversidad. Sólo sabremos si fue fracaso después del trabajo, y es entonces cuando el fracaso se desvanece, porque hacerlo es un hecho
concreto y no hacerlo, por mil razones distintas, es, sin duda, un fracaso seguro y de antemano.

Verdad y razón no son sinónimos. La diferencia es un abismo insal-
vable.

La seguridad aparente de no hacer, de no intentar, sólo se rellena de
palabras y más palabras, por lo tanto, de razones y razones. Pero éstas
nunca llenan el vacío de quien vive sin vivir la paradoja de que la fe en
el «absurdo» se transforma en realidad, y la realidad es la verdad.

El cuerpo es el templo donde habita nuestra interioridad, buscarse
dentro de él no es egoísmo, sino la tarea de encontrar al ser particular

que somos, para poder sumar en la vida, que cada vez es más generalista porque nos invita a cumplir deberes de deseos de otros y anular los propios. Es aquí cuando impera la necesidad de la honestidad con uno mismo, para no hacer pasar por humildad lo que es en realidad falta de valor, ya que el único valor humilde es creer, después del arduo trabajo de haberse entendido con la otra paradoja: la de sufrir angustia y dolor transitando en el estrecho camino de esa soledad en silencio. «La paradoja de pasarlo mal para estar bien».

Frente a las decisiones de la vida, desde las simples a las trascendentales, suele aparecer esa angustia infinita que puede apoderarse de la vida misma y hacer su reinado. La inquietud que genera se hunde en el alma misma, es entonces cuando, huyendo del mundo para encontrarse en soledad, nos aterra esta última, transformando todo en ambivalencia: querer y no querer, poder y no poder, ansiar simultáneamente el bien y el mal propio. Cuando sucede esto, el deseo y el deber se enfrentan y no se concilian.

El cuerpo y el alma parecen dos hermanos gemelos e irreconciliables enemigos, pero esto nunca es así. Cuando el cuerpo duele o traiciona con sus síntomas, sólo expresa el estado del alma (que es la fuerza vital que nos acompaña siempre, desde la concepción hasta el último segundo de vida).

Si el universo dorado del ánima es como un pájaro que prefiere encerrarse en su jaula en lugar de habitar el vasto mundo —lleno de esfuerzos y peligros, pero también de oportunidades de felicidad y placer—, no le pidas al cuerpo aquello de lo que le privas enclaustrando su ánima, que ya hemos dicho que es fuente primaria y esencial de energía viva. «Porque no es igual buscarse que encerrarse».

13.
SOBRE LAS PUERTAS DEL CUERPO Y SU ÁNIMA

Las cosas de la vida nos entran por las puertas de los sentidos. Pero, una vez dentro de nosotros mismos, ¿dónde está la puerta para llegar a salir del «escondite seguro» del refugio somático que guarda las tortuosidades de una psique que no soporta saber, ni salir al exterior?

Los adultos ven cómo los niños temen en la oscuridad cosas que con luz dejan de asustarlos. ¿Necesitamos iluminar nuestro interior? No, rotundamente no. Por el solo hecho de no ser seres oscuros, el temor y las tinieblas del ánimo nunca se disiparon con los rayos del Sol. Éstos se quedan en la piel y en los ojos.

En cambio, sentir y mirar para poder contemplar la naturaleza de hechos que nos invaden —y luego reflexionar sobre las heridas del amor traicionado, y hablo de todas las formas posibles de amor que se pueden sentir y herir—, puede ofrecernos verdaderos vacíos, pueden pesar sobre nuestros cuerpos más que cualquier carga… El vacío estructural de una vida debería tener el peso específico de una pluma. Pero a mayor vacío, mayor peso en el pecho, en la espalda o en el estómago.

La contemplación del mundo exterior puede llevarnos a ser contemplativos con nosotros mismos. No todo es retorcido, en todo caso, mal interpretado. Nuestros sentidos sufren más ilusiones por los prejuicios que por la verdadera sensación sobre ellos mismos. Muchas veces percibimos aquello que nunca hemos sentido.

En la percepción suele muchas veces idealizarse la realidad, y ésta no es la que se sintió, la que se hizo ver o la que se escuchó.

Es importante advertir que la vida interior es compatible con el desconocimiento de las propias aptitudes, ya que éstas son buenas en el espejo del mundo exterior, con la sincera aceptación de sus resultados por aquellos que amamos o respetamos genuinamente.

El cuerpo no es absolutamente compacto, porque si lo fuese todo rebotaría en él, y muy bien sabemos que no es así. Dentro de él tenemos vacíos muy concretos, como pasa por ejemplo con las vísceras, que permiten estrujarnos sin rompernos, rellenarnos y volvernos a vaciar.

Si el cuerpo fuera todo compacto y todo rebotara en él, no se dañaría, ni sentiría. ¿Sería eterno? No lo sé, el que tenemos no lo es. Desde que nacemos sabemos que Tánatos nos ronda. Pero como el cuerpo no es tan duro, podemos sentir y emocionarnos.

Te preguntarás si, al principio de todo, en el nacimiento de nuestra vida, las emociones tienen un propósito inteligente en la medida que las sentimos. No, realmente no lo tienen, van llegando una tras otra por un largo tiempo que parece infinito, pero sabemos de su finitud, pues nada vive siempre. En ese tiempo, cada emoción chocará con otra y otra, que siguen llegando toda la vida; en algún momento, después de tanto choque sin sentido, casi caótico, algunas se unen con otras, por tener cierta afinidad. Otras harán lo mismo, distintas emociones unidas por su propio peso se decantan ya en sentimientos más concretos, y éstos se desarrollan con más tiempo, mientras el tiempo exista.

Los sentimientos son emociones unidas entre sí. Y cada sentimiento será como su tiempo de nacimiento en un aquí y un ahora, con lo bueno, pero también con lo malo de su momento.

Los sentimientos maduran con cada ser y los avatares de su existencia, también con la cultura en que éste se sumerge o fue sumergido.

Entonces, si hay un momento de la vida cargado de sentimientos encontrados y también afines, es tarea de cada ser aprender a diferenciar sus sentimientos y saberlos asociar a las causas.

A veces aquello que fue bueno o regular, se recuerda como malo o muy malo. Y también aquello que recordamos como malo, no lo ha sido tanto, o ni siquiera fue malo. Podemos haber vivido cosas buenas, y vivir engañados al asociarlas como malas vivencias. Y todo esto lo registra el cuerpo, que no es duro, sino esponjoso, con sus partes materiales y sus cavidades vacías, susceptibles siempre de ser llenadas y vaciadas: alimentos con su energía nutriente, aire y agua, que son vitales en cada llenado y vaciado. La vida depende de este intercambio, igual que el de los sentimientos, que también alimentan al cuerpo, aunque son una energía vital distinta, porque ésta es la energía del ánima.

De cada uno de nosotros depende ser cuerpos animados o desanimados para ser más justos. Seremos casi tan felices cuanto más entendamos los desánimos y sus causas, ya que el cuerpo nació animado y la vida misma suele desanimarlo. Depende de cada quien y de cada cual y del cristal con que se mire.

La idea de recibir primero sensaciones de movimiento en nuestra mente, y que ésta sea excitada, promueve la voluntad de moverse. Nadie empieza a hacer nada si no está previsto en su mente, después vendrán los deseos de movimiento específicos. Este deseo contará indefectiblemente con en el ánima, la fuerza vital que se disemina por todo el cuerpo. Así nace el movimiento corporal.

La lengua es la artista que articula la palabra y los labios modulan el sentimiento del sonido de ésta. Pero si no se mueven, si se sellan, un nudo en el estómago nos revelará angustia. Si no es posible reaccionar a una imagen que debería conmover es porque nunca fue aprendida, aun siendo ya vista, pero no integrada con sentimiento. Que el cuerpo se «lance a la acción» se da porque el suceso se aprendió previamente, y sólo fue posible si hubo atención. Es ésta la pieza fundamental de todo aprendizaje: la capacidad de atención, pero muchos hechos son aprendidos con el engaño de aquello que nuestra mente añade y que nuestro cuerpo ni sintió ni vio. Esos prejuicios fomentan el engaño distorsivo nacido de la conjetura falaz, que es algo común en el espíritu humano: ver y sentir aquello que nunca ocurrió, porque no hubo atención sensorial que lo justificara, sino, en cambio, un dudoso juicio moral.

La vida es mucho más ancha que la historia contada. Una vida está en gran parte hecha por la psicología humana y no por patologías mentalistas de moda, ni tampoco por prejuicios morales.

Las facetas de la verdad juegan entre las historias y las leyendas urbanas. Ambas se entrecruzan y ambas se contradicen, en donde el ser pasa de «héroe» a «villano» y viceversa. Mientras vivimos fascinados por el mito del carácter de una sola pieza, nos olvidamos de que en una vida cada edad y cada tiempo pueden ser toda una vida y luego vivir otra sin necesidad de morir. En una misma vida se viven muchas vidas, sobre todo si hay voluntad de cambio.

Es el necio el que todo lo niega y hace una virtud del no saber nada, y además asegurarlo con fuerte ahínco. ¿Cómo se puede saber qué es la verdad y la mentira?

Es sin duda imposible saberlo todo, es más, ¿cuánto es mucho y cuánto es poco? A la hora de medir el saber y el conocimiento algo es seguro: nadie puede afirmar que no sabe nada de nada, y con eso sentirse inocente e irresponsable de los hechos que lo circundan. Cada día de cada año de toda una vida, si el secreto para no fracasar es tener una buena excusa, ésta encierra en sí misma algo de saber y posterga la oportunidad de recoger el mejor de los aprendizajes: el que da el fracasar y volverlo a intentar con el nuevo saber del que vivió, se equivocó y corrigió.

La angustia sólo es posible liberarla cuando se es libre de expresar todas las falacias que ella misma encierra. La angustia es tiempo de espera, es el sentimiento y la emoción que sentimos mientras un cambio necesario en nuestras vidas —y el paso a la acción que produce— no ocurre. Esa verdad que conocemos de antemano, y que no realizamos por miedo al cambio, es angustia. Porque no existe un juez más perspicaz y tenaz que examine una y mil veces al acusado que la angustia propia. Sólo un ser angustiado es su propio fiscal y juez. Ésta no abandona el cuerpo de quien la padece, en ninguna ocasión. Ni en la diversión, ni en el trabajo, ni en el bullicio, como tampoco en el día o en el silencio de la noche.

Si «un nudo en el estómago» representa la existencia corporal de la angustia, deshacer los límites de elegir entre la posibilidad de cambio, frente a las posibilidades de la vida, te hace libre de ella.

Pasar a la acción y enfrentar el cambio de realizarse a sí mismo es un camino a la paz interior. El resto, sólo atajos. El camino del cambio son acciones concretas que se expresan en la vida misma. Por el contrario, las eternas reflexiones, basadas en excusas, son atajos sin salida que no hacen más que aumentar la angustia.

Un cuerpo sereno, sin turbulencias de emociones y sentimientos encontrados, se consigue con decisiones. Es cierto que la duda es necesaria y nadie está libre de ella, pero cuanto más tiempo dure la duda, más se agranda el estado de angustia.

Nunca es fácil decidir y actuar, pero tampoco es imposible, sobre todo desde el interior de nuestro cuerpo, que es donde habita nuestro ser y es invadido por la angustia.

14.
EL MUSEO DE UNO MISMO

¿Cómo pretender esperar que los demás juzguen tu autoestima si la ignorancia suele ser muy atrevida? Sólo tú puedes ver cuánto vales. La apología de la ignorancia genera supersticiones, envidias y el rechazo indebido de aquello que es desconocido? ¿Quién conoce, de su ser profundo, aquello que aún puede ser todavía desconocido para uno mismo?

El que se apodera del discurso de no cambiar el misterio de lo desconocido y transformar en miedo el saber que genera conocimiento, se rodea de seguidores ignorantes, envidiosos y supersticiosos. Esta combinación genera despóticos pensamientos e ideologías.

Galileo pagó con reclusión perpetua decir que la Tierra giraba alrededor del Sol. Saber la verdad no te libera del juicio ajeno, y puedes ser víctima del prejuicio supersticioso, pero nunca lo serás de tu propio saber.

La palabra «museo» viene del latín, «como el lugar propicio para trabajar e inspirar las musas». Por tanto, el museo nació como un lugar para generar conocimiento y no sólo para exponerlo, porque ser liberado de las ilusiones perniciosas del ocultismo no es ser desilusionado, sino poner conocimiento en el lugar que el asombro asusta y genera miedo.

El hecho de conocer las cosas y su naturaleza debe traer el profundo asombro de que los misterios deponen su desidia ante el conocimiento. Éstos son, sin duda, pacificadores de cualquier espíritu humano. Ser el museo de uno mismo crea la posibilidad de saber quién eres, y ser uno mismo la musa para conocerse. Y si no puedes, sólo pide ayuda, pero a quien corresponda. Elige a quien te escuche y opine de ti.

Hoy, desafortunadamente, la inmensa catarata de información, imposible de procesar, reflexionar y entender, no surge de la musa, y es reemplazada rápidamente con nueva información, que termina por agobiar tanto la capacidad de entendimiento como la de sofocar la reflexión verdadera, hasta garantizar la falta de formación auténtica.

Cuando todo cambia con vértigo se pueden generar miles de razones para justificar cualquier cosa, pero nunca el entendimiento de una verdad. Entonces, la mentira se convierte en verdad apócrifa y esta realidad crea la nueva forma del ignorante moderno, que está muy informado y que sabe de todo muy poco y mucho de nada.

Cuánta angustia hay en el cuerpo del ser que busca el norte de esta vida con la brújula en la mano, mientras su aguja gira enloquecida…

Si realizamos un pequeño cambio dentro de un proyecto mayor, y no lo realizamos por miedo, nos genera angustia. Puede ser la creación de algo nuevo en la búsqueda de algo antiguo. Puede ser la recuperación de un sentimiento o una emoción olvidados, cuando no ha sido anestesiado en el horror vivido en tiempos pasados. Y así se consigue la recuperación de un sueño antiguo jamás realizado.

Esa innovación es, ni más ni menos, que el eslabón que une en el presente el factor de cambio de rumbo. Y no me refiero a un cambio de forma, sino a una forma de cambiar: pasar a la acción vital y salir de la parálisis temerosa.

Muchas veces la culpa que paraliza nace en el miedo, y es una vieja deuda pendiente que nunca se contrajo. Entonces, el futuro es un crédito inexistente que no se tiene por qué pagar. Cuando pasa esto, el cuerpo se agobia, pagando con energía propia errores impuestos por ajenos que actuaron como dueños de nuestra joven maduración en vez de ser maestros de nuestro desarrollo hacia la madurez. Aun así, persistimos en el error de querer cambiar, dejando pasar el tiempo sin hacer nada, en lugar de cambiar por medio del actuar, con hechos tangibles.

Cuántas voces llenas de palabras vacías gastan las energías de nuestro cuerpo. Tampoco ignoras cuántas fuerzas malgastadas te llevan a desfallecer cuando el hablar continuó desde el amanecer al anochecer. Son sólo excusas y justificaciones.

El que mucho habla y no cambia nada, pierde parte de la vitalidad esencial de su cuerpo y envejece. Su acritud cala en los huesos con el correr del tiempo si no ocurren los cambios necesarios. Son tiempos de angustia y dolor.

Sin embargo, los cambios realizados en nuestra vida implican vitalidad. Es cierto que el cuerpo envejece, pero, claro está, de otra forma…

15.
LAS PALABRAS

El problema no es reconocer las palabras que se dicen, el problema es reconocerse a sí mismo en las palabras que uno dice.

Vieja costumbre es la de hablar con frases hechas de valores frívolos o tópicos de moda que se identifican con algún grupo de pertenencia social, tan circunstancial como vacío de contenido, verdaderamente inútil a uno o a los demás.

Para algunos es mejor parecer quien no se es que saber quién se es realmente.

Abolidas las definiciones mundanas, todo se escurre y precipita. ¿Cómo se recoge, dentro de una definición tópica y trillada, qué es aquello que uno entendió de manera distinta y, más aún, todo lo que uno ama de una manera tan especial como distinta?

Qué angustia causa sacar a aquel que se lleva dentro y ser uno mismo. Y cuánta ansiedad produce sostener lo que no somos para ser aceptados, aun por quienes no nos interesa.

No ser dueño de uno mismo es inaceptable para nuestro propio ser... Siempre alguna forma de temor se expresará en el cuerpo, recordándonos que ser no es parecer. Y de ahí habrá sólo un paso en padecer malestar corporal, en sus miles de caras y formas.

Si no podemos quitarnos de encima el estrecho y asustadizo cerco que nos genera el futuro, el presente será una mera continuación del pasado. Y si, por otro lado, no logramos eliminar el rígido cerco del pasado que nos abruma, el presente sólo será un lugar de conceptos arrumbados. De esta manera, no habrá significación alguna para que surja la evolución del individuo en su día a día.

Sin conciencia del instante, que es ese paso entre la quietud y la acción, la existencia se vuelve vacía. Después de esperar, toca conocerse; y luego, toca actuar. No hay que hacer una parodia de la eternidad. El presente es lo eterno.

Mientras se espera, la inocencia es ignorancia. Y ésta surge de la falta de saber, de no poseer el conocimiento. Desde esta circunstancia, inocencia-ignorancia-no conocimiento se adhieren a la imposibilidad de no poder diferenciar el bien del mal, en cualquier circunstancia que se le pretenda juzgar. Las personas son inocentes de sus errores por no poseer el conocimiento para evitarlos, ni tampoco poseer la conciencia adecuada del acto, por ignorar la diferencia entre el bien y el mal.

Con esta forma de existir es como se mantiene el individuo sin conocimiento cabal de sí mismo ni de los demás que lo rodean, ni tampoco de sus verdaderas posibilidades individuales frente a la vida. En estas condiciones, se encuentra frente a la nada y se trunca la gran oportunidad de decidir en libertad.

La inocencia del ser social no es algo ponderable ni justificable, es precisamente todo lo contrario, es ignorancia. Y no necesariamente esperar la llegada del saber significa permanecer ajeno a la relación del individuo con los demás, o ajeno a cómo éstos afectan a ese mismo ser en su unicidad, porque no es cuerpo y alma, ya que son indivisibles.

El alma es el ánima, es la fuerza vital que un ser vivo tiene en su cuerpo para actuar, expresándose al mundo. Y la impronta que transmita será su espíritu. De eso se trata la vida en sociedad, espíritus que intercambian acciones en hechos palpables, en verdaderas realizaciones humanas.

El espíritu humano puede ser increíblemente contradictorio. Tanto puede crear la belleza de *La Gioconda,* de Da Vinci, como el horror de

Hiroshima; el *David* de Miguel Ángel, o Auschwitz. Nos guste o no, Hitler tenía cuerpo, alma y espíritu, y sus seguidores también. Los tristes hechos lo demuestran. Pero también lo tuvieron Pasteur, Ramón y Cajal o Sabin. Y gracias a ellos muchos seres humanos tuvieron una vida mejor.

16.
LA HUMANIZACIÓN DEL ANIMAL HUMANO

Todas las especies se repiten en seres iguales a sí mismos. En esto la especie humana no es una excepción, aunque produzca individuos.

Los individuos son producto de la diferenciación del ser humano con otros de su misma especie. La repetición de la especie es un fenómeno cuantitativo, en cambio, la generación de un individuo es un fenómeno cualitativo. En la ignorancia se sostiene la nada y ésta es la generadora de la angustia del ser.

En la medida que el conocimiento se introduce en la especie humana, que es la única con conciencia de la existencia de su ser, siente angustia frente a su ignorancia. Es común escuchar: «Se angustia por nada», como frase dicha al paso. Pero paradójicamente, ese sentimiento que «anuda la boca del estómago» es producto del vacío que nos hace sentir ser nada.

Emocionarse frente a la nada es angustiante.

La soledad es necesaria para la reflexión, porque es generadora de pensamientos, que es lo que nos convierte en verdaderos individuos.

Las conversaciones enriquecen y fomentan el sano saber de la diferenciación de pensamientos, favoreciendo tanto el entendimiento propio como el ajeno.

Llenar vacíos con cocimientos no es terminar con la nada, los vacíos son frecuentemente rellenados de frivolidades o mentiras. La nada desaparece sólo con el nacimiento del todo.

El todo es el individuo que, equivocado o no, se constituye a sí mismo, con su saber forjado en aprender los sucesos de su entorno y, fundamentalmente, los sucesos de su interior, siempre demandantes de la satisfacción de su propio deseo.

Es este juego íntimo entre las necesidades internas y las postergaciones lo que obliga a la convivencia de los individuos entre sí. Éstos se crean a sí mismos, como un todo indivisible que se expresa a través de un cuerpo que lo representa, como un ser vivo único e irrepetible.

El alma y el cuerpo unidos terminan expresando el auténtico espíritu humano, que es aquello que surge inevitablemente en cada ser.

Un cuerpo angustiado es un ser que siente en su interior un gran vacío, producto de la ignorancia que origina la inocencia.

La única manera de conocer la verdad para vencer la inocencia, producto de la ignorancia, es evitar la absurda posición de pretender entender las explicaciones antes de que éstas sean dadas.

El ignorante se jacta de que no sabemos nada, pero ¿cómo sabe entonces qué es saber? ¿Y qué es ignorar? ¿Cuál es el paradójico conocimiento de su verdad totalitaria? ¿Quién le enseñó a distinguir su verdad?

Saber no significa un saber total. Se puede saber mucho, pero nuca todo. Se puede ignorar también mucho, pero jamás todo. Cuánta angustia rodea las falacias de no saber y ser inocente de su verdad.

La humanización del animal humano se asienta no sólo en la continuidad de la especie, sino también necesita la mejora de la convivencia, de la tolerancia y de la aceptación de los sentimientos y emociones. Primero los propios, después los ajenos. Y esto se hace por medio del conocimiento de la verdad, convenga o no, duela o satisfaga. Pero frente a sociedades que premian el conocimiento externo del cuerpo, la productividad que de éste surja y que, además, castiga su conocimiento, ayuda a entender los sufrimientos del físico que padecen los seres vacíos enfrentados a su dura realidad: que es no conocerse a sí mismos, ni en su cuerpo y ni en su alma. Se convierten, entonces, en nada, obsesionados con la ignorancia propia del que cree saberlo todo, sin aún haber aprendido o entendido el conocimiento que nadie les brindó. Se convierten, en definitiva, en pseudoindividuos, creyentes del saber sólo por haber nacido. Se consideran sabios defensores de la originalidad o de una innovación nunca comprobada o experimentada. En definitiva, el ridículo del saber espontáneo, que sólo existe en la teoría y que es imposible de bajarlo a la práctica, a la realidad misma.

Quizás ésta sea la más aterradora sensación de un ser: vivir en sus carnes su vacío existencial. Es muy duro no entender por qué nos morimos, pero peor es no entender para qué vivimos. Esto produce esa angustia que suele acompañar a muchas personas durante toda su vida.

Vivir sin la razón que surge del corazón, que es el órgano universal de los sentimientos y emociones, es hacer de un individuo una mercancía social en lugar de disfrutar de su espíritu humano, que es el que surge precisamente, como ya dije anteriormente, de conocer la unicidad del cuerpo y el alma.

Sin conocimiento cabal de uno mismo sólo habrá una conciencia negadora de la realidad, una conciencia que brillará por la ausencia de verdaderos sentimientos y emociones, una conciencia de vacíos y aislamiento. Sin olvidar la tristeza, que rellenará los espacios vacíos, pero que nunca cambiaran la nada por el todo.

En la negación existe un secuestro temporal de la verdad emocional interna. En cambio, en la mentira hay un robo definitivo de la verdad. Primero, en la realidad interior; y luego, en la exterior. Y es aquí donde la mentira se transforma en una verdad socialmente aceptada, según convenga en tiempo y en circunstancia.

Las malas decisiones son producto de la confusión que genera el cansancio de no ver salida en la realidad, que se torna imposible. Muchas veces se mira por el ojo de la cerradura cuando la puerta está abierta, porque si la realidad se torna imposible es mejor una realidad admisible, aunque sea menos feliz, porque es menos cruel. Y entonces aparece una realidad posible de aceptar, sin tener que negarla, ni mucho menos mentirle, porque una mentira sólo se defiende con otra mentira, y la sucesión de mentiras es interminable, haciendo una vida que no existe.

La negación es distinta, es un hecho defensivo que pretende protegernos de esa realidad difícil de vivir a conciencia. No es posible escapar del hecho negado. Cuando sucede esto, la angustia aparece en el cuerpo, recordándonos, a su modo, la verdad negada. Levantamos muros para protegernos de los agravios de la mentira, de la envidia o del abuso ajeno. Pero también creamos muros a nuestra propia verdad, así perdemos entonces las ganas de dejar salir nuestra bondad, entregada, sin más expectativas, a ser mejores personas para servir a otras personas. Pero nuestros muros crispan nuestras ideas, poniéndolas lejos de los propios sentimientos y emociones, dando origen a más miedos, a más inseguridades y a un sufrimiento tanto corporal como espiritual, dejando de disfrutar del placer de ayudar y de ser ayudados.

Cuánto daño puede hacer el orgullo mal entendido y peor transmitido, tanto como la falta de orgullo propio por aquello que es verdaderamente digno, producto de días y años de levantarse cada mañana sabiendo que puede ser un mal día, e igualmente seguir adelante.

Dar vueltas sobre una idea sin saber tomar decisiones por miedo a ejecutarlas y enfrentar sus consecuencias crea ansiedad y angustia. Pero reflexionar, decidir y actuar en consecuencia promueve seguridad.

En la ansiedad, en el miedo y en la indecisión, como estilo de vida, crea una infelicidad innecesaria. Los actos que surgen de la reflexión no son garantía de acierto o concreción segura, pero sí son esperanzadores, por sus bases lógicas y también intuitivas. Lo contrario es el pensamiento mágico, que es una fantasía creadora de falsas expectativas, siempre propensa a encontrar el desengaño a la vuelta de la esquina.

La esperanza se construye con obreros del pensamiento y de la reflexión, luego veremos si se nos consiente ser arquitectos merecedores de sabiduría… Mientras tanto, tenemos que evitar el falso espacio de la teorización sin realización, que sólo promueve ideas sin necesidad de comprobación.

En la teoría nunca hay fracaso ni desengaño, sólo frases hechas por la dictadura del egocentrismo inmaduro del fantasioso, que aparece disfrazado de sabio autoconsagrado.

Hay una realidad vivida, en el día a día, en cada noche, al acostarse, al dormir, que siempre será igual, y que es donde existen los fracasos, pero también donde hay aprendizaje: es mejor transformar la esperanza ilusa en realidades concretas y palpables, porque, aun siendo pequeño, el logro obtenido será inmenso, al menos comparado con el logro nunca realizado que dan los miedos y temores ante un posible fracaso.

La duda es muy nuestra, es casi una forma de identificación de la condición humana. Todos dudamos. No es fácil decidir frente a la posibilidad o las posibilidades de la vida, pero quedarse estancado en la duda eterna es una forma de vivir sin fracasar, pero también es una forma de vivir sin existir en la realidad. Porque es más fácil vivir tenazmente enamorado de un pasado imposible y que nunca existió. Ciertamente, esta realidad no desilusiona porque es tan irreal como justificadora.

Para muchos, si hay justificación no hay fracaso ni desilusión. El órgano del alma y el espíritu humano es su cuerpo. Duele más la desilusión que el cuerpo mismo.

Sólo en la realidad hay desengaño, éste degrada la voluntad y trae desesperanza, y ésta se recupera desde la meseta del sentido común, labrado del saber vivido, verdaderamente humilde, sin el lastre del ideal hinchado a fuerza de vanas ilusiones.

Desde la realidad surgen las útiles y esperanzadoras enseñanzas capaces de trasformar la realidad de cada ser en esa esencia que habita un cuerpo. La llamamos alma y espíritu, o simplemente la esencia humana.

Todo ser humano está habitado por él mismo, aunque a veces se asuste y quiera huir. Algunos, si la desilusión es muy grande, se ensimisman y se refugian en esa parte del cuerpo que duele y perturba, pero también piden ayuda hacia adentro, en el cuerpo, y fuera de él.

17.
EL DÍA A DÍA

Antes de pintar retratos ajenos, el gran pintor se miró muchas veces en el espejo y entendió los raros escondites que le tapaban su conciencia, siempre propensa a justificar las dudas, que son hijas del miedo a decidir con la libertad de la posibilidad frente a las posibilidades de la vida. La duda nunca se decide, y por eso nace la angustia.

La angustia es una impotencia en la que se desvanece la posibilidad de elegir. Cuando la vida, día a día, nos enfrenta a las decisiones, nos expone a la posibilidad de elegir, desde lo más simple a lo más complejo.

Entre el momento de elegir y la decisión tomada, hay un salto en el tiempo tan largo, tan duradero, como la indecisión angustiosa dure. Muchas personas llevan años esperando un cambio en sus vidas. Pero lo cierto es que sólo es cuestión de elegir, de tomar una decisión. Sólo y únicamente esto provocará un cambio. La gran impotencia que ocurre mientras dure la decisión postergada del cambio es una caída en términos psicológicos de la persona, una visión hacia un abismo que genera vértigo a la libertad de elegir.

Sólo el individuo y su elección son el impedimento. Es la persona quien, sola, se pone en el borde de su propio abismo y surge un vértigo. Primero, representado en su mente en forma de miedo a su elección. Y como el cuerpo no será ajeno a esto, hará de ello un síntoma, y aparecerá, en segundo término, el vértigo real. Sucederá al caminar o al estar de pie, pero también podría aparecer como un violento, corto e intenso mareo, aunque luego se vaya tan rápido como vino. Pero dejará miedo en el cuerpo y minará la confianza.

Muchas veces ignoramos esta situación, haciéndonos creer inocentes del origen del síntoma vertiginoso, entonces vendrán numerosos estudios que demostrarán que nada físico justifica los vértigos y mareos. Y esto sumará, a la indecisión ya existente, incertidumbre y soledad.

Es precisamente en el espacio de tiempo que dure la indecisión donde aparecerá la angustia. Ésta es la nada, el paso anterior al todo. ¡Eso que serás cuando cambies! Mientras tanto, en el abismo de tu propia existencia, habrá vértigo. Y éste dará miedo.

Angustia, vértigo y miedo. Una trilogía frente al cambio y la decisión. Un salto al vacío tan largo y vertiginoso como sea el tiempo ansioso de la decisión y su nuevo sitio para habitar: el ser que sí cambió. Ser la otra persona que siempre quisimos ser y a lo que nunca nos animamos. Pero la decisión –tomada con libertad– que surge del individuo que es capaz de ser él mismo, a pesar de ser juzgado y condenado, se culpabiliza por una forma de ser que rompe el paradigma de lo «que es correcto», cuando lo correcto es callar y no usar la libertad de decidir por uno mismo, sin perjudicar a los demás.

Se castiga salir del rebaño con el «si tú obras así», pero lo cierto es que «ser así» es ser uno mismo dirigiendo su destino.

Sin duda, el largo y duro proceso de conocerse sensibiliza. Las personas sensibles no son débiles, sino que son individuos capaces de entenderse y entender a los demás. Y eso puede parecer angustiante, pero lo cierto es que se es más libre para elegir y decidir.

El insensible sólo repite lo correcto, sin cuestionar su bien, y menos el de los demás. Sólo cumple mandatos, muchas veces perjudiciales para sí mismo y para los otros. El egoísta vive pensando que el mundo le pertenece; el egocéntrico cree que el mundo gira a su alrededor; y el egotista vive dentro de sí.

El egotista no es en absoluto egoísta, ni egocéntrico, porque sí piensa en los demás. Sí cree en los demás. Comparte muchas cosas con los otros, pero no puede contar al mundo que le rodea su gran vida interior, o sus pensamientos más íntimos. Ni si quiera está seguro de saber si quien habita en su interior es el que los demás creen conocer (los seres más cercanos no conocen a ese ser tan rico y virtuoso que habita en el egotista).

Esta forma de ser del egotista es promotora de timidez, muchas veces disfrazada de un ser extrovertido que existe en una apariencia apócrifa; otras es un verdadero tímido, sin muchas palabras, pero de contundentes reflexiones, cuando le toca hablar o se anima a decirlas.

Esta situación de vivir el verdadero ser que está escondido en las profundidades del cuerpo genera angustia. ¿Por qué? Porque si sale hacia afuera, puede mostrar toda su capacidad, todo su saber hacer. Y eso genera una difícil encrucijada: «¿Seré comprendido? ¿Perderé afectos?».

El egotista duda siempre en salir al mundo exterior tal como es, y mientras dura esa decisión habrá angustia expresada en síntomas: ese gran nudo en el estómago. El estómago es el órgano simbólico inequívoco del yo exterior, ese que reacciona en función de cómo creemos que los demás nos ven. Ese estómago tenso del que sabe que los demás ven a alguien que no es su verdadero yo.

El destino de un individuo termina siendo en suma la satisfacción de sus necesidades interiores, y que le permite las casualidades del mundo exterior. Estas últimas no son manejables, están muy ligadas al azar de la vida y a los caprichos sociales de turno. Pero las necesidades interiores tienen el fuerte deseo de cumplirse, son el hambre del alma que está dentro de cada uno.

Sacar afuera el verdadero ser que llevamos dentro es una necesidad primaria y esencial. Luego, ese ser verdadero lidiará con las casualidades del mundo exterior.

La pericia de un ser auténtico tiene muchas más posibilidades de realizar su destino, aun frente a un mundo pleno de ironías, imprevistos y caprichos sociales.

Afuera de nosotros está esa gran mentira, socialmente aceptada y acomodaticia, que algunos la llaman verdad, según el tiempo y la forma que le da la sociedad que nos haya tocado habitar y vivir.

18.
LA VERDAD APÓCRIFA

Vemos a diario cómo los seres tienen esa tendencia a aferrarse con todas sus fuerzas a aquello que tienen más a mano. Si la mentira termina siendo la verdad consensuada, difícil es la tarea de calmar el hambre del alma, que se ve expresada en el espíritu del cuerpo que nos sustenta.

Existe en toda sociedad un gran lenguaje para tapar las ideas que van surgiendo de aquellos que se animan a salir de su interior, pero más grande es el lenguaje para disimular la falta de ideas. Es aquí donde aparece el protagonista de todos los tiempos: el charlatán, dueño de un gran lenguaje, y que más grande es la propiedad de su inmenso vacío relleno de ignorancia.

Si el espíritu es aquello que surge de la materia, en nuestro caso, como animales humanos, es el cuerpo y su espiritualidad la impronta a dejar en la vida. Pero si la espiritualidad del cuerpo es impregnada del alma que llevamos dentro, la impronta será la de un ser humano y no la de un animal humano.

No es difícil entender a qué me refiero con el concepto de «cuerpo».

Un cuerpo vivo es un hecho cuantitativo más. Y un cuerpo vivo y espiritual es un hecho cualitativo y cuantitativo de una especie más.

Pero expresar con el cuerpo el espíritu del alma, del ánima, que es la fuerza vital, es la prueba cabal de estar vivos. Esto último es un hecho propio de una existencia irrepetible.

Las palabras «espíritu» y «alma» pueden tener una visión religiosa, y es muy respetable, por cierto. Pero no invalidan que son también un hecho de la naturaleza del universo, el misterio de la vida misma, la naturaleza en su esplendor universal e infinita.

Ensimismarse es encerrase dentro de uno mismo, sin libertad de contar aquello que ahoga, quema o lastima nuestros sentimientos. Muchas veces vivimos tan ocultos dentro de nosotros que nuestro yo exterior queda muy lejos de nuestro verdadero ser, que queda hundido en la profundidad del espíritu humano. Y, entonces, el cuerpo sólo se revela por medio de una hipocondría migratoria. El mensajero es el cuerpo y el mensaje cada síntoma que, en su actitud desesperada y desesperante, informa a los demás y a uno mismo del ser esclavizado que no sabe salir con la palabra.

Es curioso ver cómo la angustia va por delante de los sucesos que pueden ocurrir. Se pueden notar las señales en el cuerpo, igual que los animales perciben una tormenta que está próxima.

Hay una diferencia en la manera de sentir corporalmente la angustia y la ansiedad. En la angustia, se siente tensión en la parte alta del sistema digestivo, la sabiduría popular lo llama «nudo en el estómago». En la ansiedad, en cambio, hay un estado de inquietud muy molesto difícil de explicar y fácil de percibir. En este último caso los sucesos ocurrieron, pero no los conocemos a conciencia. De aquí salió esa frase tan cotidiana de: «tener el miedo en el cuerpo».

En la angustia se sabe qué es aquello que puede ocurrir. Hay factores personales y sociales con señales inequívocas del peligro que angustian. Al contrario, en la ansiedad no se es consciente de qué factor nos puede dañar, aunque en la profundidad del ser se esconda muy hábilmente el recuerdo inalcanzable. Recordemos que sólo se puede recordar aquello que se puede soportar.

La angustia somete el cuerpo a la evidencia irrefutable. Por ejemplo, la muerte propia o la de un ser querido, angustia; la pérdida del amor o no encontrarlo, eso también angustia; la inestabilidad laboral o social, angustian.

En la ansiedad todo el cuerpo es invadido de una molesta inquietud, el cuerpo no está sometido al peligro próximo, porque éste ya es víctima de su inconsciencia y rehén de su negación.

Tanto la angustia como la ansiedad no antagonizan entre ellas, por el contrario, suelen convivir en el cuerpo de un mismo ser. Una se anticipa con excesos a todo cuanto pueda ocurrir, y la otra juega a no darse por enterrada de aquello que ocurrió y dice no saberlo.

En las personas existen momentos con esa rara certeza interior que anticipa la una cuasi infinitud que siempre hay un mañana, que siempre hay una nueva oportunidad. Ésta se contrapone en aquellos momentos con la hipocondría nacida de la angustia frente a la pequeñez. Hoy, esta impertinente inquietud del síntoma; mañana, puede ser peor, porque hay una angustia dogmática.

De nuevo tenemos a la angustia frente a la libertad de cambiar. Y mientras no ocurre (el cambio) la angustia crece y crece, tanto que termina siendo todo un culto al síntoma. Y éste, el centro de la cuestión del día a día y, además, nos hace olvidar el motivo del cambio. Cuando aparece la angustia ya no hay nada que cambiar ni libertad posible.

Ese estilo tan tosco que puede tener un dolor, un vértigo, una tensión muscular permanente o un cuerpo rígido pero endeble, propone un individuo humillado por el sometimiento de su padecer frente a la arrogancia triunfalista del propósito de transformar la libertad de cambio en angustia, y está difuminada en padecimientos corporales. Así, aquella certeza interior que anticipaba un mañana resultará ser frágil y la sensación de eterno se volverá efímera. He aquí una enfermedad social que no se resuelve con vacunas, sino que el virus de menospreciarse se resuelve con una fuerte dosis de amor propio bien entendido: el amor a uno mismo.

Asumir la libertad de cambiarse a uno mismo requiere liberar la fuerza vital que se encuentra recubierta como coraza en el propio ser, que aparece en el interior de su cuerpo perdido en un rincón, e hizo de su vitalidad la energía para la exaltación de su síntoma.

SEGUNDA PARTE

19.
NADIE NACE HIPOCONDRÍACO

Saber decir «me quiero» o «te quiero» con palabras es muy difícil. Decir «te necesito», casi un imposible. Y cambiar, una utopía. Sin embargo, lamentarse con palabras muy detalladas del sufrimiento hipocondríaco que uno sufre es un hábito cotidiano en nuestra sociedad. Por eso saber escuchar (que no es oír) el mensaje de la queja hipocondríaca es comprender al ser oculto que hay detrás del síntoma.

Revelar qué nos cuenta el síntoma corporal es la verdadera sanidad, y condenar la hipocondría al lugar del molesto es la hipocresía que disfraza el fracaso terapéutico en una sociedad donde nadie nace hipocondríaco, aunque exista en su cultura una larga historia que fomenta hipocondríacos.

En la hipocondría hay engaño, pero no se pretende hacer daño. Y el daño físico se produce porque no hay parte de nuestro cuerpo que resista continuamente a esa tensión permanente que provoca esconder la angustia o soportar la ansiedad.

El cuerpo sufre si es atacado física o psicológicamente desde el exterior, y eso no siempre está en nuestras manos evitarlo, pero sí podemos alejarnos de los peligros. Es mejor huir que enfrentarnos por vanidad, pero también es mejor enfrentarnos para preservar la vida propia y la de nuestros seres queridos.

Debes saber que en todo hay un equilibrio y éste siempre está lejos de los excesos, y aquí aparece la amenaza interior: la del deseo desmedido que transforma necesidades en opulencia, el ser en parecer. Aquí el propio engaño sí que hace daño, a propios y ajenos.

No voy a hacerme yo ahora el inocente ni el ignorante, ya no sólo se vive de beber agua y de comer pan. Pero sí se vive de amar, de saber escuchar, de saber pedir ayuda si es necesario y de satisfacer el conocimiento y obtener provecho de ello. Hoy necesitamos más, pero la esencia sigue siendo la misma.

No gastes tu ánima, tu energía vital, para que el gran cambio de tu vida sea tener aquello que no necesitas ni vas a usar. Usa tu ánima, usa todo tu ser humano, para cosas excelsas que liberen tu ánimo de las nuevas supersticiones de estos tiempos —que, como siempre, son la apología del absurdo—.

Qué útil puede ser hoy en nuestras vidas la tecnología, si no pasas a ser un religioso de ésta. Si tu nudo en el estómago es porque no puedes tener el último modelo tecnológico, no te engañes: no es angustia. Perdona, no te puedo mentir. Es estupidez. Sé que nadie que lea este libro, y lo agradezco, persigue el último modelo, pero tú bien sabes a qué me refiero, o ¿no te pasaron por tu mente muchos conocidos y desconocidos?

Un hipocondríaco no es alguien que se inventa enfermedades, sino que es alguien que se obsesiona con los síntomas de la enfermedad, que busca detalles de cada síntoma y practica su propio análisis y conclusión. En todo caso, un hipocondríaco es un obsesionado, pero jamás un mentiroso. Hay que escuchar con atención los detalles del relato que suelen aportar al diagnóstico. Y si se descarta su opinión por considerar su obsesión una actitud ridícula, se cae en la subestimación y se pierde el valor clínico del relato de todo paciente.

La cuestión más importante es aprovechar la información del hipocondríaco, al tiempo que se le libera de su obsesión, ya que por ésta sufre más aún su enfermedad y no colabora en su solución. No hay que olvidar que la obsesión hipocondríaca menoscaba el ánimo, la cuestión vital del ser. La obsesión esconde la duda, la deuda vital, la culpa con uno mismo —en aquello que cree haber hecho mal y que jamás hizo—.

Sobredimensionar el síntoma es sufrir más. Es dolor, más angustia. Es mareo y vértigo, más ansiedad. Es síntoma, más miedo. Pero es la cultura hipocondríaca social la generadora de obsesivos del síntoma, por la falta de explicación adecuada, por la información sin fundamentos, por la ignorancia que hace apología del absurdo.

Nadie nace hipocondríaco. En la niñez, adolescencia y madurez se inicia, desarrolla y consolida el miedo a los síntomas y su obsesión detrás del relato detallista. Hay miedos escondidos que nada tienen que ver con el padecer.

Es necesario reconocer que pertenecemos a una cultura que venera el sufrimiento, que cuestiona el placer y que hace estética de la delgadez extrema, de la musculatura desproporcionada y de las posturas corporales incómodas y lacerantes que se justifican «con la moda incómoda».

Es cierto que en la obsesión hipocondríaca abundan las palabras, pero la sordera de las ciencias de la salud no aporta ninguna solución. Afortunadamente, son muchos los profesionales que hacen del escuchar a sus pacientes un arte y una herramienta de diagnóstico. No sólo los oídos escuchan, también las manos bien adiestradas y experimentadas hacen clínica que escucha a los cuerpos en silencio. A la hora de diagnosticar no se puede mirar por el ojo de la cerradura si la puerta está abierta.

20.
¿VÉRTIGOS Y MAREOS SIN COMPRENSIÓN?

Hobbes nos decía que el deseo, acompañado de la idea de satisfacción, es esperanza. Pero, privada de esta última, es desesperación. Él tenía una frase: «El día que nací, mi madre parió gemelos: yo y mi miedo». Kierkegaard llamaba a la desesperación la enfermedad mortal. Y pensaba que el desesperado no alcanzaba a conocerse a sí mismo, aun sabiendo mucho de él mismo.

Psicoanalíticamente hablando, si la necesidad recibe satisfacción, se transforma en deseo. Freud ya nos advertía de los deseos incumplidos transformados en síntomas corporales. Kierkegaard, por su lado, estaba convencido de que la angustia del individuo radicaba en el miedo al cambio.

En mis 32 años de ejercicio profesional nunca he conocido un paciente con una dolencia crónica de muchos años que no tuviera detrás un cambio no resuelto, y que éste no dejara huellas en su cuerpo en forma de lesión.

Antonio Damasio nos está demostrando que sus trabajos en neurociencia están cambiando la perspectiva de la moderna neurología. Los miedos, la angustia y la ansiedad ahora se pueden ubicar en un mapeo del cerebro con mucha precisión, gracias a la gran tecnología y su tremendo trabajo personal de décadas.

Retrocediendo un siglo en el tiempo, recordaremos que Sigmund Freud, sin tecnología pero con mucho estudio, describió con detalle la conversión histérica como unos excesos de energía psíquica desplazados a la zona motriz del cerebro, con sus consecuentes y variados síntomas, hoy más conocidos por crisis de ansiedad o ataques de pánico. Cuando Prosper Ménière logró demostrar que muchos vértigos provenían de una disfunción del oído interno, esos pacientes dejaron de ser tratados como psiquiátricos y fueron vistos como personas en su sano juicio con sólo un problema de otorrinolaringología. Hoy, muchos pacientes tienen vértigo y mareos por conversión de la energía psíquica de sus miedos, angustias o ansiedad. Y curiosamente no se los cree.

Ménière, hace doscientos años, separó para siempre la locura como diagnóstico de un problema auditivo reconocible.

Las huellas de la ansiedad permanente producen vértigos y mareos distintos a los del síndrome de Ménière. Ese estado de «vivir entre algodones» o «pisar nubes» son producto de tensiones musculares parásitas distribuidas caprichosamente por el cuello y la espalda principalmente, formando nódulos fibrosos (catabolitos ácidos y colágeno no reciclado). Éstos alteran la biomecánica normal del cuerpo y su postura, retardando la circulación puntual de las arterias vertebrales y estableciendo un estado corto de alcalinidad, que son los que producen los vértigos, como también una exagerada información al cerebelo, que confunde su proceso de equilibrio postural con más vértigo y mareo. Y así se genera un círculo vicioso que debe ser cortado terapéuticamente, desde la convicción de la existencia del problema y su adecuado trabajo, con foco biológico en el cuerpo físico y emocional, que están en un conflicto sin resolver.

21.
LA ANGUSTIA, UN PROBLEMA VISCERAL: ESTÓMAGO, HÍGADO E INTESTINOS

Palabras de uso diario nos recuerdan que la sabiduría popular no tiene método científico alguno, pero sí un inefable poder de observación, obtenido a través de largos años y transmitido por la cultura verbal, de generación en generación. Por ejemplo, para referirnos a una persona que demuestra buenos sentimientos decimos: «Es un ser entrañable», y nos rememora a entrañas, sinónimo de vísceras. Otra observación instalada en nuestro vocabulario es la de: «Es una persona visceral», y nos refiere a personas con sentimientos profundos e intensos. Ya he comentado en muchos artículos «el nudo en el estómago», tan común para hablar de la angustia. También decimos con frecuencia que ante una situación vivida: «No es fácil de digerir». Y el uso de, si se me perdona la expresión, «cagarse de miedo», que es universal, es una clara referencia a un gran miedo, o la *mierda* como algo despreciable. Hay más ejemplos, pero no quiero ser escatológico, precisamente esta palabra refiere en la actualidad al abuso de los términos referidos a excrementos, pero en la antigua Roma politeísta se llamaban *escatológicos* a los paganos, cristianos y judíos, lógicamente en alusión al deprecio, como si fueran materia fecal y no seres humanos.

Las vísceras, o sea, los órganos, son las estructuras más sensibles a los estados anímicos, es decir, a las emociones y a los sentimientos.

Casi todas las vísceras están ligadas a la vida de forma límite. Se puede vivir sin los cuatro miembros, pero no sin corazón, órgano universal del amor. Sin nada de hígado tampoco hay vida. Ni tampoco sin nada de estómago. Se puede perder parte de los intestinos, pero no la totalidad.

Los órganos digestivos son vitales, sin duda, éstos, junto al cerebro y corazón, están muy cargados de ánima, de fuerza vital.

Es muy importante destacar aquí que el proceso digestivo de la alimentación es trasformar materia muerta de los reinos animales y vegetales en materia viva. Una rica y bella manzana llega muerta a la boca. Si la dejamos unos días sin ingerir, al aire libre, se pudre como muestra de su muerte. Estuvo viva en su reino vegetal mientras perteneció al árbol.

No sólo comemos frutos y vegetales, también ingerimos animales, normalmente muertos. Si los comemos vivos, como por ejemplo los insectos, pueden llegar vivos a la boca y hasta pasar por el esófago sin morir, pero no sobrevivirán en la caldera del ácido clorhídrico estomacal. Ya ingresados en el sistema de digestión, es precisamente éste el que trasforma los alimentos en vida. ¿Cómo? Usando el proceso de descomposición en moléculas, para traspasar al cuerpo. Ya sea en proteínas, que son estructuras, o en hidratos de carbono o en lípidos, que es energía del cuerpo. Una vez hecho el proceso, ya son vida y componente de quien las comió y digirió, cumpliendo el proceso universal de transformar la energía en otra forma de energía.

Si esto no ocurre, morimos de hambre y seríamos transformados nuevamente. Y, aunque duela decirlo, también morimos y también nos transformamos en nuevas formas que habitan el universo.

Los alimentos digeridos terminan siendo nosotros mismos, ya sea como estructura, o como energía para el movimiento del cuerpo, o para mantener nuestra ánima.

Es común escuchar que «somos aquello que comeremos», pero no es así. Es cierto que obtenemos la energía de aquello que comemos, pero también tenemos la salud en función de cómo y qué ingerimos. Y lo mismo pasa para mantener nuestra estructura corporal. Pero la realidad es que somos lo que comieron nuestros antecesores.

La larga evolución humana está íntimamente ligada a su forma de alimentarse durante cuatro millones de años de evolución, desde que Lucy, el australopiteco encontrado en Etiopía, demostró que la marcha bípeda fue el principio de la evolución al *Homo sapiens* de hoy. O sea, tú o yo, o cualquiera de nuestros vecinos y familiares.

Pasamos, en los millones de años siguientes, a ser recolectores de árboles y vegetales, cuando no de insectos, a verdaderos cazadores. La incorporación de proteína animal en la dieta dio lugar al vertiginoso cambio de un pequeño cerebro poco interconectado al actual. Mil son los gramos que aumentó nuestro cerebro en peso y tamaño, pero millones las interconexiones que dieron la inteligencia actual, para bien o para mal, tú decides. Pero lo cierto es que pasamos de ser intermedios en la cadena depredadora alimentaria a reinar en el planeta. El cuerpo cambió también, ciertamente, su morfología, de algo parecido a un chimpancé peludo que caminaba como un ciudadano de metro cuarenta de estatura de cualquier urbe de hoy al humano que somos. El sistema digestivo no fue ajeno a los cambios morfológicos. Y muchos fueron sus cambios, sobre todo en su tamaño, reduciéndose y perfeccionándose para ser más efectivo.

En la nueva alimentación somos omnívoros (comemos de todo) y consumimos menos oxígeno en la digestión, oxígeno que sí necesita «el astro rey» de nuestros órganos: el cerebro. Éste es costosísimo en consumo de oxígeno. El 21 % del oxígeno de cada respiración va al cerebro, de poco más de 1300 gramos; el resto, para todo el cuerpo.

Cuerpo y alma son indivisibles en la vida. En la muerte hay dos claras formas de verlo: la religiosa –y cada religión a su manera–, o la creacionista-existencialista, que es la visión de un universo infinito, con sus moléculas, átomos y sustancias en permanente transformación.

Cada uno es libre de pensar como mejor le parezca y crea. Yo no soy quién para cuestionar creencias, sólo tomo una postura: vivir la vida mientras se esté vivo. La muerte es otra cuestión. Dónde va el cuerpo, ya es sabido, pero dónde va el alma después de la muerte es un tema tan inmenso que no se aclarará en este libro.

Volviendo a la vida, la energía vital —el ánima— en la vida se alimenta de la función digestiva, junto al aire que penetra en los pulmones. Acabamos de ver cuánto cuesta tener nuestro cerebro inteligente. Como dije anteriormente, somos aquello que comieron nuestros antecesores, de especie en especie. Todavía llevamos en nosotros ADN de especies extinguidas que dieron a la evolución lo que somos hoy.

Antes hablé del alma y las formas de verla según las creencias. Ahora vemos cómo los antropólogos evolutivos nos enseñaron que, de una vida a otra, se trasmite una forma de vivir animal. Los animales evolucionan para seguir vivos como especie, y en su ADN hay mucho de vidas pasadas ya muertas. Religiosamente se dice que salvar una vida es salvar todas las vidas.

La supervivencia de una especie que evoluciona en otra es salvar a todas las especies anteriores. En nuestro ADN «hay una rara forma de reencarnación», con códigos genéticos que gobiernan nuestras vidas. En nuestra especie, los códigos genéticos, en estado normal, si son estimulados correctamente, por ejemplo, tendremos lenguaje y caminaremos en forma bípeda liberando nuestras manos para crear.

El alma humana se trasmite de vida en vida. Y trasformar al animal humano en ser humano es tanto tarea individual como colectiva. Y esto se hace a través de una cultura.

Por un motivo u otro, una vida puede no dar vida, pero mientras viva puede mejorar la cultura de los seres humanos para ser mejores. Por ejemplo, vivir con la menor angustia, ansiedad y miedo posibles.

Todos los órganos viscerales reciben inervación directa o colateral del décimo par craneal, conocido como nervio neumogástrico o nervio vago. De ahí la reacción vagal o vagotónica, la misma que produce desmayos frente a las malas noticias, diarrea en el miedo, vómitos en situaciones repugnantes, o estreñimiento, un síntoma común a la angustia y la ansiedad.

Todo nervio tiene una vía motora para accionar, en el caso particular del nervio neumogástrico sus funciones son vitales en el área digestiva y no puede ser interferido de forma consciente; nadie se tiene que ocupar que su hígado o intestinos realicen su trabajo, éstos se hacen sin conciencia de los hechos, de forma autónoma.

Cuando nos encontramos exacerbados por miedo, angustia o ansiedad, también actúa sin conciencia, las emociones mencionadas descargan directamente sobre los órganos su exaltación, pero no para producir y facilitar acciones vitales, ni vitalizar el ánima. Todo lo contrario, las alteran. Pero también este nervio, como todos, tiene una vía sensitiva. Por ahí recibe el estado del órgano disfuncional, cerrando un círculo vicioso. Un estómago tenso por ansiedad da sensación de inapetencia o, todo lo contrario, un hambre brutal y descontrolado.

En la angustia, con su célebre «nudo en el estómago», aparecerá pérdida del apetito. El miedo, en cambio, es de actuación intestinal, con gases, diarrea o estreñimiento.

¿Por qué no mandar señales tranquilizantes si se trabaja en relajar las vísceras con las manos de un terapeuta especializado?

Dentro de las vísceras mismas se encuentra un sistema propio de neuronas organizadas con función propia y determinada, es el sistema nervioso entérico, y éste puede ser subsidiario de las órdenes cerebrales transmitidas por el neumogástrico o reaccionar por sí sólo con una casi independencia del anterior, ya que, en determinadas circunstancias, y es un hecho muy frecuente, decide por sí mismo. Se vale de su propia memoria y determina las acciones, y la toxicidad alimentaria o el mal proceso digestivo son sus disparadores, a quienes reconoce con precisión y exactitud, actuando en consecuencia.

Cuando me refiero a la toxicidad alimentaria, no sólo lo digo por haber comido algo en mal estado, o tóxico en su esencia, como ocurre con ciertas setas venenosas o ciertos pescados. El sistema nervioso entérico reacciona estimulando el sistema inmunitario, del cual el 85%

se halla en el mismo sistema digestivo. Ése es el porcentaje del total de la fabricación de nuestras defensas, que son para todo el cuerpo, otra clara señal de la importancia del buen funcionamiento de una persona y sus vísceras.

El sistema nervioso enteral distribuye más de 100 millones de neuronas en la estructura digestiva. Este dato no es menor, es igual a la cantidad de neuronas que posee la médula espinal a la hora de mover, sentir y actuar. La naturaleza humana convoca igual cantidad de neuronas en el sistema locomotor que en el digestivo. La gran diferencia es que la médula espinal viene desde el cerebro a cumplir sus órdenes, y el sistema enteral nace y termina en el mismo sistema digestivo, una suerte de entidad propia con memoria y capacidad de actuación por sí misma.

Si relajamos manualmente los músculos del cuerpo con las técnicas adecuadas, nos veremos relajados no sólo localmente, sino también globalmente. Pregunto nuevamente, ¿por qué no explorar, con las manos de un terapeuta y ante esta oportunidad que nos brinda la naturaleza, los órganos del sistema digestivo con el sistema nervioso enteral (SNE)?

Las técnicas manuales de los órganos no son iguales que las miofasciales (musculares o locomotriz) o las corporales. Éstas son específicas, muy precisas y delicadas. Es necesario saber sentir —«escuchar con las manos»— qué le ocurre a cada órgano y qué nos quieren decir sus síntomas. Por ejemplo, no es igual un intestino delgado con estreñimiento que con diarrea. El primero habla de un control desmedido y el segundo, de la imposibilidad de retener. Sin embargo, los dos pueden hablar del sentimiento del miedo que sufre una persona frente a iguales circunstancias y la distinta forma de reaccionar. Por eso, nos encontramos ante un todo lo quiero controlar y me daño; o no puedo gobernarme y todo se me escapa. Igual que en la vida misma.

Podríamos decir, sin ningún temor a equivocarnos, que en cada evacuación no sólo se evacua el cómo y el qué comemos, sino también evacuamos en función de cómo es nuestra personalidad y cómo estamos en esos días.

Otro dato muy importante es que el sistema digestivo, por acción del sistema nervioso entérico produce el 90 % de la serotonina que actúa en el cerebro en los estados de tranquilidad y felicidad, y que escasean severamente en la depresión. Ésta es la explicación fisiológica y bioquímica de la relación que tiene el sistema digestivo con los sentimientos y las emociones.

Ahora, con la lógica que da la fisiología humana, es justo tratar de entender cada órgano digestivo en cada emoción, o emociones, y que originan alteraciones patológicas. Se pueden producir y es importante saber distinguirlas, porque no es igual un colon irritable, algo tan común hoy en día, que una náusea, siendo esta última un síntoma menor pero frecuente. Y una úlcera duodenal patológica, muy propia del mundo estresado, dirá mucho del que la padece.

Comenzando desde la parte más alta del sistema digestivo abdominal, el estómago sería el primer órgano a la hora de tratar de entender, a través de sus síntomas, los sentimientos y las emociones asociados.

Estómago

El origen del nombre del estómago ya nos dice mucho. Viene del griego, de la palabra *stomachos*, que derivada de *stoma*, que significa «boca», metáfora de tragar o hablar. En la angustia, el estómago se cierra como una boca que no quiere contar una verdad agobiante. En una indigestión o en un vómito más allá de lo traumático, físicamente termina con una sensación de alivio para un estómago que lo pasaba mal, ya sea por la toxicidad alimentaria o el exceso de ésta. Por eso, después de verbalizar hacia el exterior una verdad guardada durante mucho tiempo, «el nudo del estómago» desaparece.

La mucosa gastrointestinal –y eso implica el estómago con su sistema nervioso entérico– puede memorizar sensaciones en función de los sentimientos ya vividos. Un estómago tenso es desde la infancia una típica respuesta humana al miedo por aquello que hay que realizar y sus probables consecuencias. Por ejemplo, los gritos de las peleas de los adultos tensan los estómagos infantiles desde muy temprana edad. Las palabras, aun sin ser gritadas, pero de contenido agresivo o de malas noticias, tensan el estómago.

Desde muy pequeños, nuestro sistema nervioso entérico memoriza la sensación de tensión estomacal con los disgustos que trae la vida de relación con los demás. No es fácil digerir la realidad desde pequeños. Nos acostumbramos tanto a esa sensación que, ya de adultos, ocurre la paradoja de que el estómago se tensa antes de que los hechos ocurran. Es la intuición, entendiendo por ésta la experiencia inconsciente que se hace presente en el cuerpo. A su manera, entender esta intuición y averiguar qué nos quiere decir puede ser de «buen provecho». Y en este caso, vale y mucho.

Seguramente, la mayoría de las personas hemos experimentado alguna vez, después de una cena copiosa y realizada con mucha rapidez o nerviosismo, o sencillamente después de una «gran comilona», que a las pocas horas de estar durmiendo, nos despierta un intento de vómito que llega hasta la garganta. Nos despertamos sobresaltados, con un fuerte mal gusto en la boca y gran acidez en la garganta, el esófago. Esto es conocido como reflujo. Muchas personas sufren este problema sin haber realizado ninguna cena excesiva. De hecho, esta situación repetitiva las lleva a realizar cenas livianas y con alimentos bien seleccionados, pero de igual modo les sigue ocurriendo.

El estómago funciona como el magma de un volcán, nuestro volcán orgánico, y su lava es el jugo gástrico, muy intenso y lacerante por su alto contenido de ácido clorhídrico. ¿Qué es lo que ocurre en estos casos, donde se suele pensar en una hernia de hiato y en realidad no la hay?

Durante el sueño, sobre todo en las primeras horas, se libera nuestro inconsciente. La conciencia descansa, ya no puede custodiar los recuerdos que no podemos soportar despiertos, y los miedos y enojos más profundos, los de siempre, sumado a aquello que llamamos «el residual del día» (son esas cosas que vivimos día tras día, y aparecen en los sueños un poco desdibujadas y fantasiosas, pero que se pueden relacionar sin mucho análisis. Por ejemplo, cuando discutimos antes de ir a dormir, o hemos sufrido un hecho difícil «de digerir» en ese mismo día o en el anterior), empiezan a aparecer.

Esta situación de reflujos se puede repetir durante un período prolongado, meses, a veces años, con intermitencias de descanso. Pero los estudios de endoscopia dicen que no hay hernia de hiato en las personas que sufren estos reflujos, aunque, de hecho, existe una situación que podemos llamar de hernia funcional. El estómago pasa ligeramente en su extremo superior a la cavidad torácica por el hiato diafragmático, que es un orificio anatómico –precisamente eso significa *hiato*, «agujero»–. En ese agujero normalmente el esófago se trasforma en estómago, con una válvula de por medio llamada cardias.

Las personas con ansiedad y angustia permanentes respiran mal, muy mal. Utilizan muy poco su diafragma y no relajan su abdomen. Respiran con el tórax muy insuflado, sin relajarlo, y los músculos del cuello, que son accesorios, pasan a ser injustamente los motores de esa pobre respiración. Conclusión, se oxigenan mal, el estómago se tensa y es absorbido por la presión de un diafragma también tenso. Y, además, el cardias, que es la válvula de cierre de la parte superior del estómago, se ve impedida de funcionar. De manera que la tensión estomacal genera una gran presión interna y estalla nuestro «volcán», con un reflujo de jugo gástrico violento que llega hasta la garganta.

Aquí vemos cómo la ansiedad y angustia «nos queman por dentro», metafóricamente hablando, pero que se forman, absolutamente literal, en las vísceras.

El hígado

La maravillosa capacidad de los órganos para cumplir con sus funciones específicas, sin que el individuo deba ocuparse conscientemente, es algo tan natural y simple que, por increíble que parezca, nunca debe perder su valor biológico. Pero se llega al punto de no valorar este maravilloso beneficio de la naturaleza en las funciones de un sistema autónomo.

Qué poco colaboradores podemos ser con nosotros mismos en este proceso.

El hígado tiene mucha «inteligencia propia», puede limpiar o desintoxicar casi un litro y medio de sangre por minuto. Este gran volumen de sangre, que en tan poco tiempo filtra por medio de más de quinientas actividades químicas distintas, es imprescindible para nuestra existencia vital.

Si el ánima de una persona depende de su sangre desintoxicada, el hígado es nuestro filtro biológico del alma. Mientras estamos vivos, el ánima motoriza y vigoriza nuestro cuerpo con energía vital en todas nuestras acciones. Un hígado que funciona mal es un cuerpo desanimado. Y ejemplos de esto los vivimos todos muchísimas veces.

Para que se entienda mejor, el trabajo del hígado en un minuto es realizar una depuración de nuestra sangre con centenares de acciones muy complejas, y no fallar. Desdobla moléculas de múltiples alimentos, tanto nutritivos como tóxicos, y también genera nuevas sustancias, como la bilis, el glucógeno o las proteínas, que son imprescindibles, como la albúmina y los factores de coagulación.

¿Conoces algún genio humano que en un minuto realice quinientas actividades distintas y eficientemente, sin equivocarse? El hígado no es un genio, pero su función es genial.

A pesar de que nuestra conciencia es capaz de grandes cosas, muchas veces comemos, sin inmutarnos, alimentos o bebidas que al hígado le darán aún mucho más trabajo. Sin nombrar el triste problema del alcoholismo, un verdadero drama social. Existe el bebedor social, el que sin ser víctima del alcoholismo bebe en exceso, jugando con los límites de dañar el hígado y, no pocas veces, con los años, logra la destrucción de su hígado. Curiosamente, se dice: «Que se bebe para ahogar las penas». Y es que la angustia y la ansiedad son motores sociales cuyo escapismo suele ser el alcohol.

Con la conciencia de muchos científicos y la conciencia de un gran grupo de profesionales de la salud, se realizan hoy, todos los días, innumerables trasplantes de hígado. Muchas son las causas, desafortunadas e inevitables, de los trasplantes, pero no pocas responden a un maltrato al hígado que hubiera podido ser evitado.

Hígados, que no necesitaban de la conciencia para realizar su increíble trabajo vital, fueron dañados por engañar la conciencia bajo los efectos del alcohol. Lejos, muy lejos de dar una moralina, expreso una verdad cotidiana de las sociedades, principalmente las más desarrolladas. Austria, Francia, Alemania y los países nórdicos figuran entre los primeros consumidores de alcohol.

En la antigua Roma, sólo los emperadores y la aristocracia tenían derecho al alcohol, por tener éste la capacidad de calmar las penas. En aquella época parecía que sólo los individuos de poder tenían derecho a la tristeza, a la angustia o a la ansiedad. Por esos tiempos, se le reconocía al alcohol la «virtud de calmar las penurias del alma». Tiberio —«el Cruel», así es como lo llamaba la población— era conocido por sus soldados como «beberio». Esta curiosa situación responde a más de dos mil años de antigüedad. Desgraciadamente, hoy no estamos mejor. El alcohol se socializó en todos sus estratos, con los mismos nefastos pretextos.

Cuidar el hígado es una responsabilidad individual y también social. El hígado representa una digestión más profunda y muy elaborada, la desintoxicación de uno mismo y su ingesta. Si el estómago comienza a digerir el mundo exterior, el hígado se ocupa de nuestro mundo interior. El estómago reacciona a nuestro Yo exterior, que es como creemos que nos ven los demás, «nuestra relación con el otro». El hígado, en cambio, reacciona a nuestro Yo profundo, el cómo nos vemos nosotros a nosotros mismos, es «la relación con uno mismo».

Nunca una víscera estuvo tan relacionada con los estados del ánimo cercanos a la tristeza, pena y nostalgia, como el hígado. En los estados depresivos es común ver un hígado funcionando perezosamente. Durante las depresiones es común ver las heces oscuras, duras y malolientes. Éstas tienen gran cantidad de grasa mal metabolizada por falta de bilis.

Las grasas son necesarias, el metabolismo celular del indol y el escatol, que son muy malolientes, caracterizan el olor repulsivo de la materia fecal. Pero si sobran escatol e indol en las heces, faltarán en el sistema digestivo, y habrá entonces problemas en la producción de serotonina y melatonina. La primera, sin duda, afecta al humor y al ánimo; y la segunda, al sueño, algo que caracteriza la depresión.

La relación anatómica del estómago y el hígado es estrecha. Podríamos decir sin equivocarnos que el calor de uno afecta al otro, y que los dos, funcionando mal, con «demasiado calor», provocan que nos quememos por dentro, por la forma de «digerir» cómo nos ven los demás y por cómo «metabolizar» cómo nos vemos a nosotros mismos.

Más allá de nuestra dieta, que debe ser sana –y cuanto más mejor–, si no se digieren o no se metabolizan adecuadamente los alimentos, tendremos problemas, también con las relaciones en el mundo que nos rodea y con nuestro mundo interior. Ambos son también parte del «pan del día».

«Ganarse el pan», es, sin duda, en esta sociedad, todo un mundo que nos relaciona con otros semejantes. El cómo nos ven y cómo creemos que nos ven nunca coinciden. Nos confundimos mucho con el ser y con el parecer. Y muchas veces el parecer termina engañando al verdadero ser. Y éste –el verdadero– queda postergado, como también seguramente muy poco explorado, para terminar lastimando a la propia imagen que tenemos de nosotros mismos.

¿Sabemos realmente quiénes somos? Conocerse a uno mismo es tan antiguo y repetido que parece retórico. ¡Pero no lo es!

La búsqueda interior, por la forma que sea, no es algo que se realice con profundidad y determinación hoy en día. No minimicemos, tampoco tachemos de retórico algo por miedo a conocernos. El miedo siempre es amigo de esconderse detrás de la vulgarización o la difamación.

Ser en lugar de parecer y conocerse a uno mismo no es retórico, ni anacrónico. Es la simple verdad de la vida misma. Es tan simple como que el estómago funcione normalmente haciendo la digestión o que el hígado nos desintoxique.

El hígado se encuentra en la cavidad abdominal, fuertemente unido al diafragma por un importante ligamento situado debajo de la cúpula a su derecha. Por sus costados se relaciona estrechamente con las seis últimas costillas. Es un órgano semimóvil dentro de su espacio. Por eso un hígado sobrecargado pierde movilidad y genera adherencias con su entorno anatómico (manos profesionales y experimentadas deben cuidar esa situación y evitarla). Un hígado, agrandado por sobrecarga y fijo por adherencias, es un órgano cuya biomecánica estará limitada. Si la función hace al órgano, recordemos también que la estructura gobierna la función.

Los intestinos

El intestino delgado es un órgano que por sus dimensiones nos indica su trabajo. Es un trabajo meticuloso y prolongado en el tiempo, tiene una longitud de ocho metros de promedio, con un diámetro interior de tres centímetros. Su diámetro interior normal es una luz, un espacio libre y vacío que permite el paso de los alimentos. Sus paredes, no conformes con su gran longitud, aumentan la superficie de contacto con los alimentos por medio de pliegues, que aumentan más aún la superficie de contacto, que tienen vellosidades absorbentes, microvellosidades.

Sin duda, semejante adaptación anatómica nos indica una función de gran calado y especialización, de tremenda importancia para la vida de cualquier ser humano. Destacamos tres. Primera, la nutricional, porque por él penetran de los alimentos las proteínas que nos construyen, son las proteínas estructurales las que participan del recambio de nuestra estructura y son determinantes en el proceso de crecimiento, desarrollo y posterior mantenimiento durante el resto de nuestras vidas. Segunda, la función de aporte nutricional para la producción de energía por medio de los hidratos de carbono y grasas. Y tercera, produce la mayoría de los elementos (85 %) de nuestro sistema inmunitario, así como los principales componentes de la regulación del ánimo que utiliza el cerebro, que son los neurotransmisores: serotonina, 95 % del total; y dopaminas, algo más del 50 %.

Con estos datos iniciales comprendemos que si la estructura corporal, la inmunodefensa y la regulación del ánimo dependen del intestino delgado, entonces ya no asombra tanto su gran longitud, ni su detallada especialización anatómica para la absorción y discriminación de los alimentos. Todo cuanto absorbemos o asimilamos por el intestino delgado de forma normal nos hace ser nosotros mismos desde la biología.

A la pregunta: ¿cómo entran ocho metros de longitud en un vientre? La respuesta es: en diecisiete asas, o vueltas anatómicas, sobre sí mismo, impecablemente realizadas, siguiendo un patrón genético que se traduce en anatomía normal.

El intestino delgado recibe el aporte invalorable de dos órganos que le proporcionan los jugos que producen: la bilis del hígado y el jugo pancreático, que son fundamentales en la degradación de las grasas. La falta de estos líquidos, por obstrucciones de sus conductos, trae consecuencias serias, desde pésimas digestiones hasta alto y pernicioso aumento del colesterol, pasando por diarreas o una gran hinchazón generalizada —por acumulación de líquidos y en forma de edema— en las paredes del órgano intestinal.

También es importante recordar la capacidad fundamentalmente de trasformar el estado ácido del alimento triturado por el estómago en estado alcalino, evitando úlceras, principalmente en el duodeno, que es la primera parte de este gran órgano.

Todo nos conduce a pensar en el gran trayecto intestinal como una «aduana inteligente» que recibe lo útil y rechaza lo contrario.

Dentro de la línea de pensamiento de la mecánica de los órganos y las emociones, es importante asegurarse de que el órgano no pierda su correcta ubicación biomecánica y funcione mal por obstaculizase a sí mismo, o ser obstaculizado por otros órganos. Es importante, pues, que no se edematice («hinchazón por líquidos») y no produzca grandes cantidades de gas metano en la combustión del intercambio nutricio.

En cuanto a los sentimientos, es importante remarcar que cuanto más abajo descendemos en la organización digestiva, más lejos estamos de sentimientos conscientes y subconscientes, para caer en los enigmas de inconsciente. Y su gran protagonista al hacerse somático, o cuerpo, es el miedo. Es el gran sentimiento asociado a los intestinos. Desde aquí hasta el ano, miedo y evacuación son inseparables, de la misma forma que la angustia y la ansiedad nunca son ajenas a formas de miedo.

La angustia primaria nace con nosotros precisamente por ser el acto del nacimiento, en el parto mismo, por la separación del lugar seguro y conocido hasta ese momento. Desde aquí habrá un sentimiento que se metamorfoseará o, si se prefiere, mutará toda la vida, pero que será siempre igual: el anhelo de volver a lo conocido y seguro. Ésta es la angustia primaria, la madre de todas las angustias. Y la angustia es miedo escondido en todos los cambios de la vida, y los intestinos nos dan su testimonio con sus disfunciones: estreñimiento, gases en exceso y diarrea. Síntomas que conviven o se alternan entre sí, pero mientras existan no esperemos el mejor funcionamiento intestinal, en todas sus formas posibles.

Una vez más, es importante recordar que las manos profesionales que «escuchen con su fino tacto» las vísceras, ayudan a acomodarlas en su correcta biomecánica, le quitan tensión excesiva, reorganizan su estructura normal, mejoran su función y calman el miedo desorganizador. Si en ese momento la persona habla, seguro que lo hará sobre la causa del temor oculto. Si los síntomas son palabras reprimidas y guardadas por el silencio, el alivio de éstos facilitará verbalizar. Y aquello que se hable, descargará las vísceras y a la persona en su integridad.

Aproximadamente ocho horas después de ingeridos los alimentos, éstos llegan al intestino grueso, después de un severo proceso digestivo donde se extrajeron sus principales nutrientes. En los aproximados dos metros de longitud del intestino grueso se extrae toda el agua posible y necesaria para el organismo, de aquí que este paso determine la dureza de la materia fecal. Ésta será muy dura y lastimará en su evacuación si el intestino grueso actúa exageradamente. Y si, por el contrario, la materia fuera muy líquida (diarrea), su paso será veloz y promoverá la deshidratación de nuestras células.

Los colones no tienen ni pliegues ni vellosidades para aumentar la absorción del agua. Se recupera por las paredes internas por diferencia de presión. El ritmo de movimiento será determinante en la correcta recuperación de la indispensable agua para el organismo, junto al cloruro de sodio (sal), la vitamina B y la provitamina K.

Así como hasta el intestino delgado todo el sistema cuenta con gran asepsia, en los colones ocurre todo lo contrario: bacterias, parásitos, hongos y toxicidades de todo tipo habitan aquí. De ahí que una buena evacuación, en cantidad, frecuencia y cargada de tóxicos, determina en gran parte nuestra salud.

Ondas u oleadas de contracciones de los músculos involuntarios del colon en todos sus niveles, cada 20-25 minutos, producen una limpieza y expulsión adecuadas. Si se acelera, y muchas veces es muy marcada, habrá diarreas, y no sólo perderemos mucha y necesaria agua, sino que la limpieza será incompleta. Por el contrario, la lentitud exacerbada lleva al estreñimiento, por cuanto la toxicidad irritará el colon y aumentará la toxicidad general del organismo, con evidente pesadez, dificultad de concentración y atención y más alteraciones del humor y el ánimo.

El intestino grueso irritado por malas evacuaciones entra en un círculo vicioso que genera más disfunción, más irritabilidad de las áreas de absorción, aumento casi ingobernable de gases y cronicidad del proceso del síndrome. Es más común ver alternancia de estreñimiento-diarreas, y viceversa, que procesos únicos de estreñimiento o sólo de diarrea. Siempre son las dos caras de una misma moneda, donde la angustia, ansiedad y el miedo son claros y evidentes protagonistas.

Como he escrito en anteriores artículos sobre este tema digestivo, el trabajo conjunto de técnicas manuales profesionales y la psicología son imprescindibles para entender por qué el miedo, la ansiedad y la angustia se instalan en un paciente. Revisando y manipulando esta zona corporal, tan inconsciente y ajena a todo control consciente, se logran excelentes resultados.

22.
ANGUSTIA Y FIBROMIALGIA

El proceso de la fibromialgia transcurre de formas variadas y distintas según la persona que la padezca. Los síntomas dolorosos migran por el cuerpo sin patrón lógico, en apariencia; un cuerpo que permanece dolorido no puede culminar en otra situación que no sea de gran cansancio, que además con el correr de los días y meses será fatiga. Sostenerse de pie o caminar son todo un desafío para estas personas porque conduce a los vértigos propios de un desequilibrio físico.

Un cuerpo inestable que no encuentra paz en el espacio tridimensional que le rodea, y cuya lucha contra la acción de la gravedad se vuelve poco económica, tendrá más cansancio aún, pero también miedo, angustia y ansiedad, por no ver salida posible a su situación. Natural es ver tristeza y depresión a la vuelta de la esquina de una vida así, más en el marco de una sociedad poco comprensiva a síntomas no visibles ni medibles, que considera que los síntomas que no se ven o miden, no existen. Nada puede ser más injusto, y todo esto comienza desde el círculo íntimo de toda sociedad.

El cortisol es una hormona secretada por las glándulas suprarrenales, que tiene como función principal mantener homogeneidad metabólica en los estados de ansiedad. Los procesos de ansiedad crónica, o altos niveles de ansiedad puntual, obligan a secretar grandes cantidades de cortisol, que aumentan las cantidades de glucosa en sangre para cumplir con las exigencias físicas que provoca la descarga de adrenalina (también gran partícipe en la ansiedad).

El exceso de cortisol reiterado produce graves daños en la reposición de colágeno, también inhibe los procesos naturales antiinflamatorios del cuerpo frente a traumas, alcaliniza el metabolismo y evita así la acidez metabólica. La alcalinización produce estados transitorios de vasoconstricción, con sus consecuencias (como el aumento de la tensión arterial, pero a nivel venoso dificulta la irrigación en lugares puntuales del cuerpo por atasco de la circulación periférica, con consecuencias en el barrido de impurezas metabólicas).

Químicamente vemos que los estados emocionales se trasforman en biología y alteran la normal fisiología.

Los efectos del exceso de cortisol son varios, pero en el punto de la fibromialgia es muy importante destacar que la ansiedad hace secretar en sangre –desde las glándulas suprarrenales– cortisol, cuyo exceso trae afecciones colágenas y facilitan la producción de nódulos fibrosos. Éstos restringen el movimiento muscular, provocando dolor.

El exceso crónico de cortisol en sangre también promueve sensación de gran cansancio y dolores musculares, por su acción en el aumento del tono muscular, así como estreñimiento y vértigo transitorio. Los dos primeros síntomas –dolor y cansancio extremo– son característicos en la fibromialgia. Los otros síntomas, como los vértigos transitorios y el estreñimiento, suelen acompañar el cuadro de fibromialgia.

Es importante reflexionar en los estados de ánimo, sus orígenes y causas. La ansiedad es producto de una sociedad que persigue el éxito sin tener en cuenta a sus individuos como personas, y las personas se postergan a sí mismas por el rendimiento, que no pocas veces se torna inalcanzable. Hay quien puede manejar sus emociones, pero todos tenemos un límite. Y cuando éste se desborda, las emociones se derraman necesariamente sobre el cuerpo. Esto no es ni teoría ni metáfora, es la realidad pura y dura.

Las emociones se hacen cuerpo y «se hacen carne», duelen en el alma, pero se siente el dolor en el cuerpo. Hay una biología y una fisiología que dan testimonio, con explicaciones claras. Hay todo un proceso psicológico con una historia personal que nunca va reñido con la patología corporal que se produce. Se debe trabajar en ambas esferas. No hay que elegir, hay que sumar.

Cuando el colágeno es sometido a presiones constantes se corruga y se transforma en un colágeno «duro» con actividad piezoeléctrica, ésta produce polaridad y atrae los catabolitos ácidos del metabolismo celular circundante, lo que se conoce como «la basura metabólica». La unión de ambas sustancias dará los nódulos fibrosos, dolorosos a la presión, que no desaparecen por sí mismos. Es más, crecen según las tensiones regionales del cuerpo.

Las tensiones musculares aumentadas por la actividad de la ansiedad en la postura y por ende la desalineación de ésta, producen nódulos fibrosos. Éstos bloquean la circulación más pequeña que los rodea, así evitan desafortunadamente su natural barrido y crecen si se mantiene la presión del área por las tensiones musculares, producto de estados permanentes de ansiedad y angustia. Éste es el tejido fibroso del conjuntivo, de ahí su prefijo *fibro*, que sumado al *mio* –que significa en griego «músculo»– y que, como dije, el nódulo es doloroso –*algia*, que en griego es «dolor»–, nos encontramos con la tan mentada fibromialgia.

El dolor permanente, sin vías de solución, agota hasta la fatiga. Además, las tensiones musculares y el dolor dan procesos de insomnio. Si sumamos ansiedad, dolor permanente, tensión muscular e insomnio, la depresión puede aparecer en escena. Sin olvidar que los músculos de la nuca y la rigidez de la región superior de la espalda producen sensación de vértigo.

En la ansiedad crónica hay un hilo conductor de síntomas, como el dolor, estados vertiginosos, fatiga, tristeza o depresión, insomnio y falta de concentración. Detrás de toda ansiedad hay una verdad imposible de alcanzar. En lo oculto que no se puede soportar está la génesis de la ansiedad, ese incómodo estado de alerta indica que algo puede pasar, ¿y no sabemos qué?

Decir que la fibromialgia es patrimonio exclusivo de la ansiedad es presuntuoso, pero poner la ansiedad en el último vagón del tren también es temerario.

Todos los estudios serios sobre fibromialgia coinciden en no saber una causa cierta e irrefutable de su origen. Hay mucho conocimiento en causas probables, pero ninguno es determinante. Varias causas probables conforman un diagnóstico, como también darán distintos abordajes del tratamiento, pero ninguno admite solución.

La cronicidad y sus variaciones sintomáticas son el denominador común del pronóstico de curación general. Otra vez nos encontramos en una situación que transmite desconfianza plagada de escrúpulos, que está más cerca de generar obsesiones que soluciones. Individualizar cada caso es buscar a la persona que sufre. Si el ser sufriente se siente entendido en la esencia individual de su padecer, se encontrará más cerca de su «imposible verdad».

Las estadísticas que abruman con números sólo cuantifican, pero nunca cualifican sentimientos individuales, tan únicos, como personas que sufren en la incertidumbre. En la calidad del entendimiento está el ser persona, en cambio, en la cantidad de datos están los casos. En la imposible verdad, «en perseguir la imposible verdad», vemos la verdad como fuerza y la fuerza de la verdad, para desarticular la angustia del sufrimiento y, como bisagra, para encontrar una verdad que de momento se nos resiste, asomando ésta en múltiples síntomas.

Todo síntoma debe ser escuchado, visto y tocado, si se pretende entenderlo.

Los síntomas son huecos abiertos de un cuerpo sometido a realidades biológicas, psicológicas y sociales. Entrar por ellos a la verdad que se resiste es una oportunidad.

Es así como nace la epidemia oculta. Sin embargo, los nódulos fibrosos son palpables y no están en los protocolos clínicos, éstos sólo tienen puntos prefijados con valor estadístico cuantitativo. En cambio, los nódulos fibrosos se pueden sentir, palpar, dimensionar su tamaño y su forma, que determina las direcciones y las fuerzas de las tensiones musculares innecesarias y permanentes, prueba inequívoca de una ansiedad crónica con un origen anterior al cuadro doloroso. La ansiedad primaria de la que habrá que encontrar su origen esencial, u orígenes varios.

La ansiedad primaria se debe separar de la ansiedad secundaria, que es producto de la mala calidad de vida del síndrome mismo una vez que comienzan los dolores. El dolor es una sensación subjetiva, no hay formas serias de medirlo, como tampoco palabras para describir su magnitud. Creer en el paciente y entender las palabras que describen el origen del conflicto que entrama el dolor es una actitud profesional tan imprescindible como saber encontrar nódulos fibrosos para hacer un verdadero mapa clínico corporal de esas formaciones de tejido conjuntivo antiguo.

Los nódulos fibrosos están formados de colágeno corrugado por las presiones de las tensiones musculares crónicas que no han sido reemplazados biológicamente –cada 350 días el cuerpo humano renueva la totalidad de su colágeno, pero si está corrugado no es remplazado– y «basura metabólica» hecha de catabolitos ácidos del metabolismo celular circundante (las zonas musculares acortadas tienen ralentizado su barrido de impurezas de la actividad celular, por menor circulación de pequeños capilares linfáticos y vénulas).

Los nódulos fibrosos son tan individuales como las personas que se traten. Son muy dispares, tanto en forma, consistencia, ubicación y número total en el cuerpo. No hay que reemplazarlos en diagnóstico por puntos dolorosos preconcebidos en estadísticas cuantitativas (numéricas). Personalizar «los casos» es humanizar el diagnóstico y desde ahí el tratamiento. Trabajar con manos profesionales, pero idóneas y experimentadas, ayuda a encontrar estos nódulos y disolverlos.

Los oídos escuchan al compás de las manos expertas, que trabajan, pero no oyen palabras sueltas, sino que escuchan relatos verdaderos que muchas veces, injustamente, no fueron creídos. Hay que ser guías en ayudar a poner un rumbo posible en el enjambre de sentimientos encontrados del paciente con fibromialgia, que los ha transformado en tensiones musculares. Porque éstas son «verdaderas fábricas de nódulos fibrosos».

Por eso, a aquel que nos depositó su confianza para salir de su angustia y ansiedad, habrá que darle una salida positiva, posible y demostrada con hechos concretos que se sientan en su cuerpo.

Antes dije que tomar la ansiedad como origen de la fibromialgia era presuntuoso, pero que ponerla como último vagón de este tren era temerario. Reconocer y tratar los nódulos fibrosos es básico y elemental, y seguramente no es la locomotora del origen en el tratamiento de la fibromialgia, pero sí el primer vagón.

TERCERA PARTE

23.
CASOS

Caso 1: Una desesperación hermética

La señora N vino a verme a partir de la derivación de un médico neurólogo que conocía mi trabajo de técnicas manuales, y que asociaban problemas posturales y emocionales.

N había perdido de forma abrupta prácticamente la totalidad de su voz. Se expresaba con un ligero susurro. Si uno se acercaba y prestaba atención podía entender bastante sus palabras, aunque muchas veces la situación llegaba hasta el punto que, a pesar de pronunciar sonidos, no se entendía lo que decía, y debía ayudarse con escritos o gestos.

N, a partir de la aparición de este cuadro, había acudido a prestigiosos otorrinolaringólogos que habían descartado que su especialidad le pudiera dar solución, ya que no habían encontrado ninguna alteración en el aparato de la fonación. Por lo que se la derivó a neurología donde, después de varios estudios, no se pudo concluir tampoco con exactitud que tuviese daño neurológico.

Sí, era evidente que N presentaba una gran rigidez en los músculos del cuello, el cual era muy alargado, exageradamente en relación con el resto del cuerpo. Su actitud era muy correcta, llamativamente pulcra, era una persona muy cultivada y con una buena apertura a entender que los trastornos físicos y los psicológicos interactuaban.

En la exploración, ya sobre la camilla, no sólo experimenté con mis manos lo fuertes que eran sus músculos anteriores de su cuello, sino también las fuertes adherencias de éstos a los planos más profundos. Toda la musculatura conjunta anterior comprimía su laringe, lo cual me hacía ver que la fonación se hacía muy difícil por el bloqueo de ésta. Aquello que parecía un susurro no era más que la expresión de la falta de salida de aire al exterior al intentar hablar.

Básicamente, N ahogaba sus sonidos. Primero pensé mecánicamente en lo que estaba ocurriendo y pude observar que, como era lógico, los músculos que sujetaban los omóplatos en sus hombros por la espalda también se encontraban rígidos. Y dada su tracción mecánica, competían en forma antagónica, lo que daba al cuello el aspecto de un «collarín biológico». Otros músculos también se encontraban rígidos y colaboraban con este cuadro. Pero no quiero entrar en su detalle mecánico para no redundar, ya que está claro que el problema siempre se asocia a un bloqueo de la garganta.

Como síntomas asociados observé algunas ligeras y ocasionales migrañas que eran compatibles con la rigidez cervical, entendiendo que si aflojaba esa rigidez muscular produciría el despegue de los músculos entre sí y desarticularía el bloqueo mecánico entre músculos antagónicos.

Pensé en liberar la zona y mejorar la fonación, lo cual expliqué a N y lo entendió perfectamente. Me miró con asombro, con su poca voz, y expresó: «Todo en un mismo problema». Le respondí: «Sí, claro, por qué no».

En mi interior yo sólo pensaba en el popular dicho «un nudo en la garganta», que es una sabia descripción urbana, y no por eso menos sabia, que indica angustia y no dejar salir algo muy íntimo, como llorar. Pero eso ya vendría después, siempre surge el momento.

Llorar, ¿por qué? Ése era el enigma y la respuesta que buscar. ¿Qué quería callar N? Tenía mucho miedo de contar, al tiempo que esta negación desequilibraba su vida emocional. Síntomas que la apartaban de la vida social.

En las dos primeras sesiones avancé bastante en el objetivo. Sus palabras comenzaron a tomar un sonido más intenso, lo cual nos puso contentos a ambos, por lo que mientras la atendía podíamos dialogar, aun haciendo yo un gran esfuerzo por escucharla. N me contó que me había escuchado en algunos medios de comunicación y sabía que mi trabajo se relacionaba mucho con los estados emocionales. Ahí me di cuenta de que, siendo N una persona muy intelectual y reservada con ese comentario, no buscaba congraciarse conmigo, sino que me estaba dando lugar para que le preguntara sobre su problema y si se relacionaba de alguna manera a algo emocional. Por lo que le pregunté si quería contarme algo. Sonrió y no me dijo nada.

N, de momento, no estaba dispuesta a hablar de sus problemas de forma espontánea, pero por lo visto sí a contarlos si alguien lo sabía preguntar, con la certidumbre de que realmente iba a ser escuchada.

En la siguiente sesión, sabiendo que se había abierto la puerta de comunicación entre ambos, me planteé ser más directo en cuanto a expresarle qué bloqueos musculares de este tipo hay en la zona de la garganta. Le expliqué lo que significaba para mí un llanto contenido, lo que popularmente se conoce como «nudo en la garganta». Se lo expresé en forma simple y directa, y también le comenté que cuando exploré clínicamente con mis manos su estómago estaba muy tenso, y eso era el otro famoso y popular nudo: el del estómago, que nos indica una angustia profunda.

Cuando N escuchó esto puso cara pensativa, y me dijo que le parecía bastante lógico. También le dije que desde mi experiencia profesional, esos «nudos en la garganta» ahogaban emociones que no podían salir, pero que en el caso de ella no era muy difícil deducir que, independientemente de que estuviera guardando el llanto de algún sentimiento, parecía ser que los músculos, tan fuertes, desarrollados y adheridos a los planos profundos, estaban bloqueando su laringe, evitando que ella pudiese hablar. Por lo tanto, había algo importante que no quería contar.

Aunque su cara no dejó de ser seria, mostró cierta sonrisa cómplice. Seguí trabajando, noté que comenzó a relajarse, lo cual me facilitaba el trabajo. También noté que estaba avanzando rápidamente en el estiramiento y desbloqueo de la zona con las maniobras que son habituales en mi trabajo.

Cuando realizo el trabajo manual en cualquier paciente, necesito hacer maniobras delicadas de mucha precisión, para favorecer el tacto de los pulpejos de los dedos. Cuando hago esto, miro hacia otro lado o cierro los ojos, e imagino la anatomía de lo que estoy tocando. Era esto lo que precisamente estaba haciendo cuando N dio un fuerte grito que me sobresaltó, ya que estaba concentrado en una manipulación muy precisa, justo sobre la laringe, despegando la zona izquierda, al tiempo que llegué a sentir cómo ésta se soltaba de sus adherencias a los planos profundos.

Con gran sorpresa, los dos nos quedamos mirándonos. Esto es lo que yo esperaba y también ella quería. Quité las manos de su cuello y le pedí que hablase, pero sólo conseguí que su voz tuviera un poco más de fuerza. Ni remotamente se asemejaba al grito que había emitido, y que para nada había sido de dolor. Sólo fue un grito, guardado desde vete a saber cuánto tiempo.

Le dije entonces: «N, se dará cuenta de que si usted puede gritar no existe algún daño que le impida hablar». Me respondió: «Es cierto». Se hizo un silencio entre los dos, le dije que yo pensaba que tenía algo que contar, donde se mezclaban el enojo, el odio y mucha angustia.

N comenzó a lagrimear, y después a llorar de forma intensa. Coloqué mi mano sobre su estómago, esto siempre hace sentir al paciente acompañado en su esencia. Y le pedí que llorara todo lo que quisiera, que no estaba sola. Su llanto era tal que le acerqué una caja de pañuelos de papel, porque su nariz estaba llena de mucosidad y se estaba manchando la cara, algo que no le importó y contrastaba con su esmerada pulcritud, como si N estuviera dispuesta a no aparentar tanta limpieza.

Le dije que si su miedo era a no poder detener su llanto, que no lo temiera, porque eso no ocurriría. Tarde o temprano se detendría y se sentiría mejor. Cosa que ocurrió unos minutos más tarde. En ese momento, hablamos del llanto de los niños, y cómo responde a sus necesidades. Pero eso, después de un tiempo, no funciona, porque los padres los dejan llorar, hasta que entienden que siempre será así.

N era una señora de casi setenta años, la había atendido en los primeros años del siglo XXI. Sus padres eran de una generación más rígida que la actual. En realidad, los de ella habían sido padres severos, por cuanto concluimos que sus llantos se ahogaron sin respuesta siendo una bebé de cuna. Demasiado rápido aprendió, en una edad inconsciente, que poco se podía pedir abriendo la boca o la garganta, y eso tensó su estómago, digiriendo su angustia.

Llegados a este punto, preferimos dar por finalizada la sesión y seguir en la próxima. Se despidió de mí con una notable mejoría en la fuerza de su voz. Pensé, como me había ocurrido en otros casos, que había dos posibilidades: que ella no volvería nunca más a verme, porque sentía que había llegado muy lejos y tendría miedo de sí misma y de empezar a contar su secreto, o que nos estábamos acercando al momento en que me iba a decir lo que le sucedía.

De igual forma, pensé que se me estaba facilitando la parte emocional, pero que, como terapeuta manual, no debía perder el objetivo de la alineación y el balanceo de los músculos que habían producido el cuadro —a través de las tensiones musculares crónicas que contenían los sentimientos de N–, y que sabía, por observación, que bloqueaban la palabra y el llanto.

Afortunadamente, N regresó a la siguiente sesión en el horario pactado, y muy puntual, siempre con su cara seria y su expresión amable. Daba la sensación de estar recompuesta y dio por sentado que lo que había ocurrido en la última sesión era un avance en el tratamiento. Se recostó en la camilla. Le pregunté cómo se encontraba, y me contestó: «Mejor».

Noté que su voz no era tan fuerte como cuando se retiró de la sesión anterior, pero había una mejoría. Le pregunté, ya que habían pasado unos días, si ella había notado si su voz era más fuerte. Me respondió: «Por supuesto, me está permitiendo comunicarme mejor, como no me había ocurrido en mucho tiempo». Entonces, casi bromeando, le comenté: «A lo mejor hoy tiene ganas de contarme algo».

Sabía que N trabajaba en una entidad religiosa, pero nada más.

A los pocos minutos de empezar a trabajar comenzó a hablar sin cesar. Me contó que había llevado una vida religiosa de hábitos durante cuarenta años y que hacía muy poco los había abandonado, pero, como no podía alejarse de esta actividad porque aún le parecía vocacional, trabajaba en una entidad civil en actividades caritativas. La interrumpí, le pedí permiso y le dije que si quería no me respondiera, entonces le pregunté si había una relación entre el abandono de los hábitos y la pérdida de fuerza en su voz. Me contestó con bastante nerviosismo que esto había ocurrido de forma simultánea. Cuando le quise aclarar que esto no podía ser una casualidad, interrumpió mis palabras diciéndome que sí, que ya lo sabía. Le costaba asumirlo y le dolía pensar en ello. Inmediatamente, siguió hablando con la voz bastante firme, en forma de verborragia, en una clara catarsis, contándome que había abandonado la actividad religiosa porque sentía que estaba traicionando las instituciones que representaba.

Hizo un silencio, como para que le preguntara cuál era la traición, pero preferí callarme. El silencio se prolongó. Necesitaba que lo dijera ella, quería evitar cualquier respuesta inducida.

N rompió nuevamente en llanto.

Comenzó a contarme que, desde muy jovencita, había mantenido relaciones homosexuales con una amiga, de la cual estaba enamorada. Esta relación se mantuvo durante más de cuarenta años y, recientemente, después de un profundo deterioro en la relación, ella se «enamoró» de un joven y mantenía una relación heterosexual.

N sentía que lo que había hecho no había estado bien, de eso se trataba la traición de la que me había hablado inicialmente.

Lo que relato en este caso no lo hago para impresionar, ni intentar dar un golpe bajo. Pero no cuesta mucho entender que lo planteado por N no era fácil de comprender por la sociedad en la que ella vivió. Y también se entiende que N llevara un silencio obligado y tan largo por la incomprensión del entorno, y agravado por el engaño forzoso ante una sociedad intratable con el tema de la homosexualidad por aquel entonces. Y, con mentira tras mentira, su verdad era eso: una gran mentira que debía sostener para vivirla como su verdad.

Creo que nadie puede juzgar a N, pero N se juzgaba a sí misma con el peor de los juicios: con veredicto de culpable por ser quien era, «un ser humano distinto de la media en una época equivocada». Su silencio se transformó en una verdadera prisión para su aparato de fonación a través de la tensión de los músculos de su garganta.

Si bien los hechos son absolutamente reales, no he querido entrar en detalles de ambas relaciones. La otra persona tuvo un matrimonio heterosexual conforme a su época, no tuvo hijos y vivió siempre siendo vecina de N. Ése fue el cautiverio de su amante, refugió su homosexualidad en un lugar contrario a su sentir sexual. En cambio, N buscó otra forma: su fe en Dios era absolutamente real y se brindó a su labor con fe y esmero, ayudando a tantísimas personas en sus largos años de religiosa.

La fugaz relación heterosexual de N sirvió para terminar esa larga vida de mentiras, ya no sentía amor por su histórica pareja. No sabía cómo decirlo, tampoco quería seguir con el engaño al marido de su amante ni mentir más en la comunidad religiosa a la que pertenecía. Mintió mucho para no ser juzgada y su propio juzgamiento la angustió hasta límites insoportables. Terminó encarcelando su verdadero ser en su cuerpo y lo condenó hasta el silencio.

Escribo esto para que se entienda el sufrimiento de esta persona, independientemente de las creencias, criterios y leyes, con la que los distintos sectores sociales puedan juzgar a una persona. Un profesional no juzga socialmente cuando intenta curar a alguien que le deposita su confianza.

De lo que no me cabe duda es de que cuando uno inicia un proceso consciente, como en este caso fue guardar silencio en cuanto a no contarle nada a nadie, se inicia otro proceso inconsciente, que es ensimismarse por medio de un mutismo «funcional» desde el mismo cuerpo, que genera tensiones musculares que evitan que ocurra aquello que nos genera sentimientos encontrados, tanto conscientes como inconscientes.

El cuerpo resuelve sin consultar a la conciencia, como en el caso de N, que la obligó a guardar silencio más allá de todo. La libertad de comunicación quedó postergada en su interior frente a la libertad del juicio del mundo exterior.

En otros casos, veremos que no siempre la actitud consciente y la inconsciente están tan de acuerdo como en éste, y a veces las tensiones musculares y viscerales son las que terminan contando el problema.

Seguramente, mi querido lector, te preguntarás cómo se resolvió la situación de N. Ella recuperó un alto porcentaje de su voz, lo cual le dio una vida casi normal en cuanto a comunicarse. En eso consistió mi trabajo. En cambio, la libertad de comunicar su identidad sexual sólo era de ella. Debe necesariamente entenderse en qué época vivió N.

Hoy, en esta parte del planeta, parece mucho más fácil hablar, pero no era así hace pocas décadas. Y no lo es todavía hoy en muchos lugares de este mundo.

Éste ha sido un ejemplo más de cómo puede influir el mundo exterior en un ser, en su esencia y en su cuerpo, que sufre cuando la libertad frente al cambio queda en estado latente por tiempo indeterminado, tan largo como la angustia y su sufrimiento.

En otras circunstancias, estas dos mujeres –N y su amante– no hubieran engañado ni a la institución religiosa ni al hombre que se casó con la pareja de N, pero sobre todo no se hubieran engañado a sí mismas llevando una vida inventada.

Este caso genera polémica frente a temas siempre tabús y conflictivos, como son la homosexualidad, la religión, el matrimonio, los engaños por sobrevivir la incomprensión social, y muchos más. Pero éstos son conflictos muy antiguos y humanos. Y, aun abiertos, cada uno es libre de pensar y tomar la posición que crea, y merece todo el respeto.

Todos merecemos respeto, aun estando forzadamente equivocados. Pero el error a destacar aquí, con este caso tan particular, ha sido «la clausura» de la paciente, un motivo de angustia en grado extremo, pero no por eso poco frecuente. Es mucha la gente que crea su mentira para sobrevivir y termina viviendo una vida inventada, viviéndola como su verdad.

Caso 2: Una desesperación tan estoica como difuminada

Un hombre, acercándose a sus sesenta años de vida, vino a mi consulta con un fuerte dolor en el brazo. Había solicitado verme, como tantos pacientes, hacía ya algún tiempo y estuvo en lista de espera. Nada lo hacía superior o inferior a nadie. En principio era alguien al que su dolor le desesperaba y no encontraba solución.

KP era un hombre de gran trayectoria empresarial, muchos fueron sus cargos en distintas empresas. Todo un referente de su profesión.

Se mostró muy amable y agradecido por ser atendido, a pesar de esperar tanto tiempo. Cuando describió su dolor, era evidente su sufrimiento. Los sistemáticos fracasos terapéuticos habían aumentado su dolor físico, pero también su demolición moral.

En la inspección clínica de su cuerpo me resultó muy evidente que su dolor braquial no era de origen local, sino que, como tantas veces ocurre, nacía en el cuello. Sufría un atrapamiento de los músculos sobre el plexo braquial, que es lo que le daba ese fuerte dolor, con reflejo en su brazo izquierdo.

En KP, como ocurre siempre, esta situación era motivada por una gran preocupación y miedo, como si algo estuviera a punto de ocurrir de forma inminente y no pudiese controlar su destino. Al preguntarle si sentía algún otro síntoma, sin pensar me dijo:

—Desde que estoy en esta empresa los vértigos y mareos son parte de mi vida.

Le respondí:

—Los vértigos y mareos hablan de inestabilidad emocional frente a grandes cambios, también de una personalidad muy definida, siempre en búsqueda de sí mismo, pero sin terminar de encontrarse. Son como una suerte de evasión, porque mientras usted piensa en ellos, no piensa en los verdaderos problemas de su vida.

Me miró con rostro sonriente, que me decía que tenía razón sin verbalizar nada. Y luego, me preguntó, tratando de salir del paso, sobre mi forma de trabajo. Y lo hizo casi elogiosamente:

—¿Es tan bueno usted como dicen?

—¡Vaya pregunta! —respondí—. Mire, si no lo fuera, usted no vendría a verme. No creo que tenga problemas para ver al profesional que quiera.

Traté de frenar su prepotencia de ponerme a prueba:

—Qué va… Ya me vieron muchos que se suponía que eran los mejores, pero cada vez estoy peor —contestó.

—¿Del brazo o de los vértigos?

Volvió a sonreír y me dijo:

—Del brazo, doctor, del brazo… —Hizo un corto silencio, para luego preguntarme—. ¿Usted trata los vértigos?

—Sí, claro, desde hace décadas, pero para eso es necesario trabajar el cuerpo y los sentimientos. Sin ir más lejos, mucho de lo que haré para solucionar su dolor en el brazo servirá para sus vértigos.

—¡Qué bueno! —respondió.

—No se ilusione, para tratar los vértigos también tendríamos que hablar, y mucho, de su vida más íntima, del KP que nadie conoce, quizás ni usted mismo.

—Mire que estoy por cumplir próximamente sesenta años y he vivido mucho para no conocerme —me respondió igual que cuando se responde en televisión a una pregunta comprometedora. Y creyó salir airoso.

—KP, usted es un hábil empresario, pero aquí es un paciente más, y yo un terapeuta. Si le digo que hay un KP que nadie conoce y usted tampoco, sé de qué hablo.

—Sí, del que yo no conozco podemos hablar. Es más, sería muy bueno hacerlo. En esta vida que llevo nadie sabe bien quién es. Sólo sabemos de disciplina y secretismos. Ahora, de los secretos de la vida de empresa, no puedo. Yo sé cosas que no quisiera saber, pero ya sé desde hace años que es tarde para arrepentirme.

Luego vino un silencio casi sepulcral, que ninguno de los dos pudo romper, entonces me dediqué a explorar su cuerpo. Él no sabía, o al menos eso creía yo, que en su cuerpo podía leer muchos sentimientos retenidos y contenidos. Leer, como un arqueólogo, el papiro corporal y descifrar sus jeroglíficos.

Su cuello tenía una tensión extrema en los músculos superiores de la nuca, los anteriores de la garganta eran iguales. Era un hombre de baja estatura y de complexión simple, pero estos músculos que palpaba parecían los de un «forzudo de circo».

La tensión de la nuca me hablaba de su «miedo a perder la cabeza», el miedo a volverse loco… A todos, en menor o mayor grado, nos pasa en situaciones complejas, pero esto me decía que era muy muy complejo. Pensé que a KP le sobraban motivos para pensar que su realidad era «una locura».

La tensión en la garganta era menor comparativamente, pero KP aguantaba como podía sus ganas de llorar y guardar silencio. Esto último no era de extrañar, porque me advirtió que sabía más de lo que quería saber.

Al palpar los tejidos de la parte superior de la nuca, justo por debajo del cráneo, KP puso cara de mucho dolor.

—Qué bueno, nadie me trabajó eso. ¡Siga por favor! —me decía, sonando a súplica, a fin de cuentas, alguien se hacía cargo de su cabeza, de que no «perdiera la cabeza».

Paradójicamente, cuanto más dolor, él repetía: «Qué agradable. Qué alivio».

Siempre había estado con los ojos cerrados. De repente, los abrió con cierto espanto, me miró fijamente a los ojos y me dijo:

—¡Estoy jodido! ¡¡¡Muy jodido!!!

—Tranquilo, está en buenas manos. De ésta se sale.

—Sí, del cuello y los mareos, sí. Pero no de mi situación.

Entendí que hablaba de sus secretos inconfesables, me mantuve en silencio unos pocos minutos. Y él replicó:

—Si yo le contara…

Luego, lagrimeó un poco y se disculpó. Le dije que era normal llorar, que debería llorar más todavía. Y así lo hizo. Terminó llorando como un niño.

Trabajamos más tiempo en su cuello, dejó de llorar, se relajó profundamente al terminar. Entonces, se puso de pie y me miró, ya no tenía una sonrisa de disimulo. Parecía un hombre derrotado pero tranquilo.

Me miró a los ojos nuevamente, pero sin espanto, con cierta vergüenza, y me dijo:

—Estoy mejor, pero es como si un tren me hubiera pasado por encima. Me gustaría irme a dormir, meterme en la cama y dormir todo el día.

Nos dependimos hasta la próxima cita.

Al encontrarnos nuevamente, me contó que se fue de la consulta desorientado, pero sin dolor en el brazo ni mareos. Efectivamente, canceló su agenda del resto del día y se fue a dormir hasta el día siguiente. No supo decirme cuantas horas, pero más de doce, seguro. De hecho, ni siquiera cenó.

Le conté que era más común de lo que él creía que eso sucediera, y le pregunté si recordaba algún sueño. Me respondió:

—No, imposible, fue como si me hubiera desmayado. Nunca duermo más de seis horas, y siempre en forma interrumpida. Esto que ocurrió es único.

—¿Y cómo fue su despertar?

—Primero, sorprendido. Luego, cuando fui tomando conciencia de lo ocurrido, me angustié mucho, lloré un poco y después me puse muy ansioso.

—¿Por qué cree que tuvo tantos sentimientos y estados de ánimo en tan poco tiempo?

—Tengo muchos problemas que no podré resolver, dormir tanto tiempo es un imposible y pasó igual. Pero después observé mi realidad y me angustié. Sentí pena de mí mismo, por eso creo que lloré. Hacía años que no me permitía llorar, ya no sabía llorar. Luego, sentí que no podía permitirme tanto lujo, dormir sin culpa, llorar, estar triste. Me estaba desmoronando y en mi ambiente de trabajo eso es muy peligroso. Entonces comenzó la ansiedad, me descontrolé, como siempre, y tuve pánico. Me levanté, me tranquilicé a mi manera y me fui a trabajar.

—Usted hoy vino a verme por el problema de su fuerte dolor en el brazo. Hoy, que es la segunda sesión, y todavía no he comenzado con mi trabajo manual.

KP sólo se desvistió y se acostó en la camilla.

—Estamos hablando de pánico como algo común, según usted. Para mí es «pan de cada día» con todo paciente que viene a verme, sobre todo los que padecen vértigos y mareos.

Me interrumpió rápidamente y me dijo:

—Eso, los vértigos y mareos, eso me destroza, no me dejan vivir… Sí, tengo pánico, pero lo controlo. Pero los vértigos, no.

—Mire, eso de controlar parece un estilo de vida en usted. ¿Se reconoce como un controlador?

—¡Por supuesto! Todo está en mi puño, nada se me pude escapar. ¡Por eso soy quien soy!

Mientras me decía esto, yo colocaba mis manos sobre su abdomen, en particular sobre el estómago, que estaba muy tenso, parecía una roca, paradigma de alguien que vive sólo para el exterior, sin saber ya nada de quién es, sólo un hombre inventado por él, un verdadero *alter ego* hecho carne y hueso.

—Me parece que si no afloja el puño nunca se le va a quitar el dolor del brazo —comenté con mucha tranquilidad e ironía. KP se rio con cierto nerviosismo—. Y nunca he conocido a nadie que lo tenga todo controlado. Seguro que alguna vaca se le escapará del corral, como dirían en el campo de mi país los gauchos.

KP se quedó pensando y dijo:

—Bueno… Alguna vaca puede ser. ¿Usted cree que yo no sé controlar?

—Desde su posición de jefe, seguro que sí. Su vida es pública, es un empresario de mucha vida mediática, pero si eso le hace pensar que usted controla los pánicos… Estoy seguro de que también controla sus sentimientos y sus emociones. Es una máquina de trabajar perfecta, pero también creo que no sabe ser otra cosa.

—¿Qué otra cosa tengo que hacer?

—Tratar de ser algo feliz…

—Eso, discúlpeme, doctor, es algo ingenuo… O usted es un poeta…

—Ni una cosa ni la otra. Puede que ser feliz a tiempo completo sea una verdadera utopía, pero a tiempo parcial es posible. O usted es necio o un dramaturgo.

El silencio reinó el resto de la sesión, fue una comunicación no verbal con mis manos y su cuerpo.

Trabajé sus vísceras, tratando de relajar su tensión. Comencé con su estómago, que estaba muy tenso y elevado. Como ya dije antes, signo inequívoco de un yo exterior hipertrofiado, propio de alguien que vive del parecer y deja de ser uno mismo. Ese estómago tenso no dejaba descender el diafragma y su respiración era torácica (respiración invertida), muy poco efectiva en cuanto a oxigenar y tremendamente anti-económica en el gasto de energía de sus músculos respiradores accesorios. Esto le generaba esa típica respiración del vértigo y mareo, que por momentos alcaliniza la sangre subiendo el pH por el exceso de dióxido de carbono en sangre. Esto, luego, es compensado por el ácido clorhídrico que libera su estómago y la regulación del pH forzada da la sensación de equilibrio, pero durante los minutos de alcalinidad hay vasoconstricción del sistema, en particular de la irrigación cerebelosa, provocando mareos y vértigos.

Esta fisiopatología transitoria es el sino del ansioso, y nunca aparece en un estudio por lo efímero del proceso. Recordemos que la gran tensión de los músculos cervicales potencia el efecto de irrigación deficitaria, y luego la acidez estomacal deja molestias, que serán confundidas con problemas digestivos sin saber su origen.

Luego, seguí con su intestino delgado, lleno de gas, con evidentes signos de meteorismo y un ligero edema en todo su recorrido. Esto daba ese formato de abdomen globoso al que suelen referir los pacientes, y que aparece y desaparece en cuestión de horas, y que es otro factor de bloqueo respiratorio diafragmático que aumenta el círculo vicioso de la respiración invertida.

Apunté en un apartado anterior que en los intestinos habita anatómicamente el sistema nervioso entérico de acción autónoma, y es, entre otras cosas, responsable de: la activación de la función intestinal, de producir el 85 % de las defensas inmunitarias, de la producción de serotonina en un 90 % y de producir el 100 % de las benzodiacepinas naturales del organismo. Trabajar y relajar los intestinos facilita la diuresis, regula la evacuación intestinal, mejora los estados de ánimo por la liberación de serotonina, que es determinante en la función cerebral y en la regulación del ánimo, y las benzodiacepinas naturales del mismo organismo tranquilizan, disminuyendo o eliminando la ansiedad.

Después de poco más de una hora de trabajo, el paciente dormía profundamente, respiraba diafragmáticamente sin saberlo y, en general, su tono muscular era relajado. Lo desperté con mucho cuidado, para no sobresaltarlo. Me miró, bostezó profundamente y me dijo:

—Me dormí.

—Claro.

—Y ¿qué hora es?

—Durmió más de una hora.

—¿¡En serio!?

Luego, un silencio. Después, me pidió ir al servicio, comentándome que sentía muchas ganas de orinar. Cuando regresó, me comentó que había orinado mucho, y me preguntó si eso era normal. Le contesté que sí, que eso era lo esperado y que es algo que a todos les ocurre en la ansiedad crónica.

Se vistió, hablamos vaguedades y se despidió hasta la siguiente sesión.

Seguimos el ritmo semanal durante casi dos meses. Sus vértigos eran de menor intensidad y mucho más esporádicos. El brazo ya no dolía. Él regresaba a consulta para terminar con los vértigos. Me decía: «Al fin podré vivir sin ellos, trabajemos y hablemos todo lo necesario».

Durante ese tiempo realineé su postura, liberé sus tensiones bucales y las del cuello, pero sobre todo su aparato digestivo, que le permitió evacuar a diario de forma contundente y saludable. Se hinchaba muy poco con sus gases.

Me contó mucho de su infancia, su progreso en la vida, sus orígenes de familia muy pobre y un padre poco amigo del trabajo. Pero el vértigo no se retiraba definitivamente ni su tenso estómago se decidía a relajarse, como tampoco me terminaba de contar esa verdad oculta que él bien sabía y que tanto le angustiaba.

Sospechaba que su verdad era turbia, algo ligado a su trabajo y a la ley. Debía respetar su silencio, yo no era juez ni debía juzgarlo moralmente en la terapia. Toda persona guarda a buen recaudo un secreto inconfesable y éste era un caso límite, también sabía que su secreto no lo dejaba en paz, y que por eso no solucionaríamos definitivamente todos sus síntomas.

Me comunicó que por un tiempo no podría acudir a la consulta, se le complicaba mucho su trabajo, al mismo tiempo que las noticias no lo ponían en buena situación. Tiempo después terminó en un gran escándalo público muy mediático.

A nadie le resulta fácil vivir entre mentiras y verdades, se pueden contar muchas vergüenzas. Pero, mientras quede algo, una parte del cuerpo «pasará factura».

Caso 3: La desesperación por la incomprensión de los vértigos y mareos en una sociedad que quiere mirar a otro lado

El siguiente caso ya fue descrito en dos libros míos, primero en *Confesiones del cuerpo*, y luego en *El origen de la ansiedad*. Lo hice de una forma distinta a lo que veremos a continuación, aunque la persona siempre es la misma, ya que, como todos estos casos que aquí presento, son reales. Pero las descripciones varían en cada libro, de acuerdo con la temática.

La primera vez que lo relaté en *Confesiones del cuerpo* quise llamar la atención de los lectores sobre la existencia de los vértigos y mareos como un problema muy frecuente, más de lo que se creía entonces. En

El origen de la ansiedad, como era de esperar, vinculé con lógica la ansiedad –como un elemento determinante– a los vértigos y mareos. La descripción en este libro es más desarrollada y profunda por ser éste un escrito de vértigos y mareos, y que, durante años, muchas personas que lo leyeron me dijeron: «Yo soy como CC».

En este caso, que es un paradigma de la mayoría de los casos que he visto, el protagonista se repitió con distintas variedades en otros pacientes que he atendido, y se identificaron muchísimas personas que me escribieron. Vale la pena repetirlo, con un desarrollo absolutamente enfocado al vértigo y al mareo, como una epidemia oculta, con más profundidad aún dadas las intenciones del tema de este libro.

Justo me acababa de instalar para vivir en un nuevo país y aún no tenía mi consulta disponible, sólo me dedicaba a dictar conferencias y no veía aún a pacientes. Fui invitado entonces a un importante programa de salud televisivo, con la intención de dar a conocer mi enfoque sobre los problemas que sufre el cuerpo cuando las emociones lo desbordan.

Fue hace muchos años y no eran tiempos de Internet, la red acababa de empezar, por lo que el artículo que tanto he mencionado no tenía difusión, sólo existía en el libro *Dolores corporales,* y en este nuevo país aún no se editaba. Yo no era reconocido todavía por mi trayectoria. Eran tiempos donde la TV lo era todo, aclaro esto porque la audiencia no esperaba a alguien que hablase del tema, ni yo contaba con la experiencia de hoy. Es más, en el programa casi ni se habló de los vértigos, sólo del cuerpo, las emociones y el trabajo de medicina manual.

Afortunadamente, el programa tuvo una excelente repercusión y me invitaron a participar al día siguiente. Esto trajo aparejado una gran cantidad de consultas telefónicas, que tuve que ir contestando en los días siguientes. Entre tantas consultas, alguien se repetía de forma insistente durante muchas semanas, no sólo quería exponerme su problema requiriendo mi opinión, sino que insistía de forma sistemática en ser evaluado y, a ser posible, que lo atendiera. La atención a pacientes no estaba en mis planes durante los próximos meses, y me vi en la necesidad de explicarle este impedimento, como también lo hice a muchas otras personas que habían solicitado lo mismo. Pero la insistencia de esta persona en concreto y de otros casos, que parecían encontrarse muy angustiados y que, ya habiendo recibido diagnóstico y tratamiento, no encontraron solución, hicieron que replanteara la apertura de la consulta y acelerara los trámites para ello.

Pero la insistencia de CC era distinta al resto, era realmente llamativa. Durante casi dos meses, la frecuencia de sus llamadas fue de dos a tres veces por semana, por lo que, cuando se hizo presente en la primera consulta, sus llamadas ya habían superado la decena. Esto me generó una gran expectativa.

Por teléfono CC tenía voz grave, seria y pausada. Me había explicado su problema de vértigos y mareos, también su largo peregrinaje, donde aparecían diagnósticos difusos y algo que, para él, era aún peor, de acuerdo con su relato. El diagnóstico no tenía nada significativo y marcaba un posible caso de obsesión, por cuestiones psicológicas. Esto le disgustaba a CC por encima de todo.

Antes de conocerlo personalmente, imaginé a CC como una persona de aproximadamente cuarenta años. Como describía muy bien sus síntomas, siempre me concentré en eso y nunca le había preguntado exactamente su edad cuando habíamos hablado telefónicamente. También cometí el error de presuponer que CC se dedicaba a una actividad de tipo empresarial, y que se encontraría agobiado por los problemas propios de ese tipo de trabajo intenso y sujeto a mucha presión. Prácticamente lo prejuzgué como lo que entonces se denomina un *yuppie,* un hombre práctico, directo y convencido de obtener resultados.

El día concertado, estando en la consulta, se me informa que CC se encuentra en la sala de espera. Cuando salgo a recibirlo, y como en ese lugar suele haber más de una persona, no lo encuentro entre ellas. Y me dirijo a la secretaria para preguntarle dónde se había metido. Me indica que CC era el joven sentado, con pantalón vaquero desgastado, una camisa de *sport,* cara de gran preocupación y que escondía el miedo de alguien muy joven y con un aspecto desamparado. Lejos estaba del hombre todopoderoso que atravesaba un mal período que yo había imaginado. Todavía sorprendido, lo invité a pasar a la consulta y tuvimos una larga charla.

Mi prejuicio tenía un basamento. Por un lado, su voz parecía la de un hombre de muchos más años de sus veinticuatro que me dijo tener ya en consulta. Y por otro, su madurez se acercaba más a la de un hombre de mediana edad que a la de un joven.

La cantidad de estudios, por imágenes de la más alta tecnología, que me había llevado era asombrosa. En los cuatro años que padecía de vértigos y mareos había recurrido a múltiples especialistas: neurólogos, traumatólogos, otorrinolaringólogos. Y todos le habían solicitado los mismos estudios, aun repitiéndolos, con sólo semanas de diferencia.

Las especialidades que había visitado eran las lógicas cuando aparece este tipo de sintomatología. En su relato, siempre muy descriptivo y detallista, me explicó que había pasado por profesionales muy comprensivos y honestos, que reconocían no encontrar nada que justificase el cuadro, hasta otros que, sin dejar de ser honestos, equivocaron su diagnóstico. Lo sometieron a tratamientos que no dieron resultado, cuyas medicaciones se basaban en estados depresivos o alteraciones psicológicas. Y éstas, sumadas a los vértigos y mareos, le provocaban sueño y falta de coordinación muscular, lo cual agravaba más su situación.

Su última consulta médica fue la que lo llevó a un estado de reclusión social, lo que le hizo alejarse de sus amigos, perder un noviazgo de más de dos años, abandonar los estudios, no querer ver más médicos y sólo apoyarse en el afecto de su núcleo familiar más estrecho.

¿Qué llevó a CC a ese estado?

Fue una médica, que representa, ni más ni menos, la triste personalidad vocacional en la tarea que se realiza, y que refleja que los problemas de la medicina no están en la medicina misma, sino en quienes la ejecutan sin visión humanística. A ellos se les debe atribuir la responsabilidad de sus actos y consecuencias. Esta persona espetó a CC, en compañía de su madre, a que «terminara con estas historias falseadas y reconociera su condición de drogadicto».

CC se quedó perplejo y estalló en cólera. Su madre también se enojó, ya que conocía los hábitos de su hijo y sabía que no sólo no se drogaba, sino que físicamente se veía imposibilitado de proveerse de las drogas, ya que pasaba el día en su cuarto y su único vínculo con la sociedad era ella misma, quien lo alimentaba, le brindaba afecto y cuidaba de su higiene personal.

Esto no condena, de ninguna manera, a las personas que padecen de adicciones, pero semejante grado de confusión le quitó a CC toda posibilidad de creer en alguien, porque la acusación de la adicción en sí misma no es lo que le había ofendido, sino que lo había lastimado, y mucho, que se le tratase de mentiroso y manipulador. Hecho muy común, como hemos visto en la epidemia oculta de los vértigos y mareos.

Cuando comencé a explorar físicamente a CC, tumbado en la camilla, mostraba un cuello excesivamente rígido, con casi todas las características que describía. Tenía una suerte de autocollarín músculo-fascial. Su abdomen era llamativamente rígido y se notaban sus pies muy cavos (lo contrario a los pies planos). Este signo se ve muy frecuentemente en las personas que sufren vértigos y mareos: los pies aparecen alejados del suelo, con mínimos apoyos. Si bien son personas muy lógicas, en general una parte de ellos, a través de los años, moldean un pie sin contacto con la tierra, sin tocar el suelo, como una suerte de desapego a cierta realidad que les resulta insoportable. Esto ya lo había visto en personas con infancias traumáticas y ligadas a padres violentos, ya sea físicamente –los menos–, o mucho más de forma psicológica. Cuando se tiene padres amenazadores, sin duda la huella queda en el cuerpo del infante, que está asustado, y que, de por vida, queda cargado de un gran enfado no resuelto. También esos pies suelen ser sugerentemente fríos, tanto en invierno como en verano, con o sin abrigo. Su baja temperatura se debe a una mala circulación funcional, sin lesión vascular que lo justifique, «como si la vida no llegase».

Una adaptación mecánica común en este tipo de pies, sobre todo en pacientes con vértigos de muy larga duración, son los dedos en garra, como una suerte de compensación que busca evitar la caída, como pretendiendo coger el suelo. Éste no era el caso de CC, por la corta edad, pero en pacientes de más de cuarenta con vértigos crónicos es muy habitual, casi una huella de identidad del problema.

Detrás del cuadro gris que se veía en su personalidad actual, se observaba en CC una persona intelectualmente muy desarrollada, con un nivel cultural elevado. Todos sus músculos se hallaban sumamente tensos, los que cruzaban por delante su garganta eran de una forma muy hipertónica, de manera que su laringe quedaba comprimida entre medio de estos dos. Me hizo pensar en un gran llanto contenido, un verdadero «nudo en la garganta», pero no lo relacioné con una situación de sentimientos muy antiguos sin expresar, sino a la angustia actual producida por la falta de comprensión y solución a un problema que él entendía –y no se equivocaba– que tenía una raíz eminentemente biológica.

Sus escalenos (músculos laterales del cuello) se encontraban tensos, provocado por cierto grado de inspiración permanente en el tórax superior, muy propio en la ansiedad, al tiempo que en el brazo izquierdo comprimían las raíces nerviosas y provocaban adormecimiento en la mano. Algo que no le preocupaba, ya que quedaba muy por detrás de su problema original, que eran los vértigos.

En la revisión de los músculos propios de la nuca, la tensión rayaba en lo increíble, los músculos propios de la base de la cabeza estaban sumamente fijos y producían dolor, pero el gran hallazgo se encontró en la palpación del poderoso músculo esplenio (extensor de la nuca), del que cabe recordar que mantiene la cabeza en posición vertical y es muy fuerte a la hora de echar hacia atrás a ésta, y se relaciona con los sentimientos de agresividad y miedo, como una clara actitud de no querer bajar la cabeza en la adversidad.

Del lado izquierdo, con una palpación selectiva, habiendo logrado desplazar la gruesa capa del músculo trapecio, penetrando con mis dedos índice y medio por detrás de este músculo y palpando directamente el esplenio a la altura de las últimas vértebras cervicales, en una maniobra que provocaba ligero dolor, pero que el paciente iba entendiendo, me estaba acercando al núcleo del problema. CC colaboraba

151

de una forma extraordinaria. Encontré, entre los haces de este músculo, un nódulo fibroso del tamaño de un huevo de codorniz aproximadamente.

Este nódulo fibroso, que tenía un eje longitudinal de aproximadamente el doble de su eje transversal, lo cual le daba una forma ovoide, no era posible verlo en los estudios de imágenes realizados, ya que éstos no registran este tipo de tejidos, ni se realizan en la medicina actual estudios que muestren o demuestren la presencia de nódulos fibrosos. Por lo que la palpación clínica sigue siendo el elemento excluyente para el hallazgo de este tipo de formaciones benignas. La sensibilidad de los dedos experimentados permite determinar el tipo de contextura del tejido palpado, y permite hacer el diagnóstico diferencial de cualquier neoformación que necesite ser extraída para una biopsia.

El tratamiento consistió, primero, en liberar el cuello del paciente de las tensiones puntuales que existían en cada uno de los músculos, trabajando con la técnica específica para esto. Logré desbloquear las tensiones de los músculos de la parte anterior del cuello. Se hicieron maniobras de estiramiento de los músculos escalenos y, con una manipulación precisa, se fueron abriendo y desbloqueando las distintas capas de la parte posterior del cuello. Una vez que me encontré que éste tenía los músculos en su justa tensión –y a su vez alineados y balanceados, cumpliendo con su correcta función mecánica–, algo que llevó la primera semana, y donde trabajamos, prácticamente a diario, sesiones muy prolongadas, yo ya tenía claro cuál era el diagnóstico. Y CC confiaba en eso. Por lo que, como él me dijo, había soportado mucho tiempo la sintomatología sin ser diagnosticado. Y saber la causa le daba una motivación especial, sintiéndose dispuesto a trabajar todo el tiempo disponible.

Después de la primera semana comenzaron a aparecer los primeros síntomas, que nos indicaban una disminución de la sensación de vértigo. Esto causó felicidad y esperanza en el paciente y también a su entorno familiar, ya que en todas las sesiones venía acompañado por su madre o su hermana.

Tenía claro que el rival a vencer era ese gran nódulo fibroso que se había conformado a través del tiempo, imposible determinar cuántos años, pero, sin duda, muchos.

La formación de tejido fibroso no era, ni más ni menos, que un conjunto de catabolitos ácidos. Por decirlo de otro modo más sencillo, era «basura metabólica», producto del desecho de la actividad singular de una zona muy comprimida por la tensión innecesaria. Se habían adherido al colágeno local circundante de músculos y ligamentos, y todo esto había provocado en el inicio un espacio muy reducido que impedía el correcto barrido de impurezas, ya que la circulación linfática y venosa correspondiente no absorbía los desechos a la velocidad que se necesitaba. Y por otro lado, la misma compresión no permitía una buena irrigación a través de las arteriolas, por lo que no había oxígeno y nutrientes suficientes para que la zona mantuviese su correcta calidad de vida.

Este déficit entre la entrada de los elementos para el desarrollo del metabolismo zonal y el impedimento de la salida de la basura metabólica habían producido el nódulo. Una vez instalado éste, su propio volumen se transformaba en otro objeto que bloqueaba y aumentaba el problema de entrada y salida de flujos. Este círculo vicioso hizo que el nódulo creciese con el tiempo.

Esta explicación es aplicable a cualquier lugar del cuerpo donde exista un conjunto de músculos en estado de tensión máxima y en desequilibrio biomecánico.

Siguiendo con el caso de CC, comencé a hacer un trabajo puntual, en el que, penetrando con mis dedos en los músculos posteriores de la nuca, ejercía una manipulación con el dedo medio montado sobre el índice, esto me permitía alcanzar el nódulo, como si mis dedos fueran un cincel y, a través de la presión de éstos, provocar una fricción en la periferia del volumen de la masa fibrosa desgastándola.

Este trabajo es por momentos ligeramente doloroso para los pacientes, pero, como refieren siempre éstos, sienten que, a pesar del dolor, el efecto de liberación que se produce en la zona les indica ese «siga, que vamos bien» –parafraseando a CC–, cosa que yo no dudaba en ningún momento. Pero no quería llegar a niveles tortuosos con la maniobra, por lo que siempre consulto con los pacientes. Siempre les pido que me indiquen con su voz, o con algún gesto de sus manos, que detenga la maniobra o alivie la presión. Pero si hay algo que nunca piden, y con CC esto también ocurrió, es que retire los dedos del lugar.

Se observa, en la expresión de los pacientes, un enojo hacia el lugar del dolor que, en definitiva, es el tejido fibroso, como si esa parte del cuerpo no les perteneciese —y que, sin ninguna duda, materialmente es el objeto de su padecer—. Y aunque no deja de ser parte de su cuerpo, y yo se lo comento, siempre la respuesta es: «Rómpalo, destrúyalo». Hay, pues, una incitación a agredir ese punto, mostrando un odio contra éste.

Sin duda, los factores que llevaron a CC a tensionar los músculos tenían que ver con un sentimiento de agresividad y enojo. El nódulo representa simbólicamente el motivo de la producción de ese enojo. El paciente descarga toda su furia contra él a través de mis dedos. Casi siempre, en estas situaciones, los pacientes empiezan a contar el sentimiento y la motivación que los ha llevado a esa circunstancia, pero CC se mantenía parco a la hora de hacer comentarios sobre qué le tenía tan enojado. Claro que muchas veces repitió, casi gritando: «¡Y no me creían!, malditos sean». Pregunté varias veces a quiénes se refería, pero nunca respondió. Pensé en los profesionales que subestimaron el caso, pero no me alcanzaba. Estaba seguro de que era algo realmente verdadero y valioso en sus sentimientos personales, y que se dio mucho antes de desarrollar este cuadro vertiginoso.

Seguimos trabajando, avanzábamos muy bien en el tratamiento, con una clara evolución, ya que semana a semana el nódulo se hacía más pequeño. Y, proporcional a esto, la sintomatología iba disminuyendo.

Al promediar el mes de trabajo, CC comenzó a ser un hombre con una sonrisa en la cara, ya sus esperanzas se transformaban en una realidad y comenzaba a salir de su casa para realizar vida social. Se reunía con amigos y hasta llegaba a salir de noche.

Los vértigos y mareos se habían hecho muy esporádicos y, afortunadamente, de baja intensidad. Esto hacía que CC se tuviera mucha confianza, y empezó a sentir que los síntomas que percibía los tenía controlados.

Durante el segundo mes de trabajo, acudía semanalmente, con una frecuencia de dos veces por semana. Los resultados seguían avanzando por el mismo camino, en definitiva, se trataba de mantener la alineación de los ejes del cuello que, a su vez, se habían traducido en la realineación de la postura total de CC. Algo que él había notado claramente. Se sentía muy contento, muy orgulloso. Había abandonado la actitud de la cabeza adelantada con respecto al tórax, también los hombros adelantados, que promovían un pecho hundido y una espalda encorvada, dando una expresión deprimida de su persona y, por supuesto, una mala mecánica que lo llevaba no sólo a los vértigos y mareos, sino también a un estado de fatiga permanente.

Esta realineación del eje corporal total, como ocurre en todos los casos, lo hacía sentir más energizado y con una sensación de autoestima claramente marcada. Comenzó a buscar trabajo y lo encontró rápidamente. Así que aumentó notablemente la cantidad de horas que permanecía fuera de su casa. También su cambio de humor y de su ánimo fueron notorios, ahora sí estábamos frente a un joven dispuesto a disfrutar de la vida y quizás, aún más, como queriendo recuperar el tiempo perdido.

Al comienzo del tercer mes sólo quedaban vestigios en su cuello de tejido fibroso, que desaparecieron totalmente hacia el final de ese mes de trabajo, donde aproveché también para redirigir la alineación de las cadenas musculares desde la cabeza hasta la pelvis, para que me garantizasen una economía postural y un confort estable de su cuerpo.

Durante el cuarto mes de trabajo se puede decir que ya habíamos entrado en una fase de mantenimiento. En ningún momento a lo largo de todo ese tiempo pude obtener de CC cuál había sido el motivo, o los motivos, que lo habían llevado a ese estado desde el punto de vista emocional. CC se había convertido en una persona feliz y disfrutaba todo. Y ante la insistencia de mis preguntas y, aun explicándole la base emocional de este tipo de patologías, no conseguí respuestas. Sí me quedó claro que su enojo era grande, por todo lo que insultó al nódulo y también por sus gritos de «¡No me creían!» cuando trabajábamos.

Mi resignación fue tal a esta sistemática negativa, que me pareció justo respetarlo y no insistir sobre el tema. A partir de que pudo sentirse bien y recuperar su vida social alrededor del segundo mes, CC comenzó a tener conmigo una relación muy fluida, donde él tomaba la iniciativa de conversar. Se interesaba mucho por conocer cosas de mi país, compartíamos la pasión por el fútbol, algo que hasta eso había abandonado en su mala época. No sólo dejó de practicarlo, sino que tampoco veía los partidos por TV, ni se preocupaba en leer los periódicos con relación a este tema. Para él había sido siempre una pasión y ahora la había recuperado. Me había pedido autorización para volver a practicar este deporte, cosa a la que accedí sin reparos, a pesar de ser éste un juego de contacto físico importante. Pero su confianza en sí mismo se lo permitía y hacía gala de sus dotes de buen jugador.

Con el tiempo, su vida social ya era absolutamente normal, mantenía una nueva relación sentimental y comenzó con otra de sus pasiones: volver a utilizar su moto, que se hallaba desde hacía mucho tiempo guardada en el garaje. Para muchos que habían visto en mi consulta cómo había llegado, les parecía increíble verlo llegar con su casco de motociclista bajo el brazo.

Por último, CC empezó a pensar en la idea de recuperar sus estudios de electrónica, que había abandonado cuando comenzó su problema. Y también jugaba en su cabeza la idea de independizarse de su hogar paterno, cosa que finalmente logró cuando le di el alta terapéutica al comienzo del quinto mes de trabajo.

CC unificó todo su proyecto mudándose solo a otra ciudad, bastante alejada de aquélla en la que nos conocimos. Consiguió un trabajo y finalizó sus estudios, de acuerdo con lo que me fui enterando a lo largo del tiempo.

Al escribir este libro, llevo ya años sin saber nada de él. Y, como dice el dicho, y es aplicable en este caso: si no hay noticias son buenas noticias.

Para mí este caso fue especial, entre los tantos que trabajé de vértigos y mareos —y que de una u otra manera presentaron alteraciones anatómicas y fisiológicas similares, y también la producción de nódulos fibrosos—. Claro que, en este caso, vi, en cuanto a tamaño, el más voluminoso de toda mi carrera profesional. Pero esto no fue lo más significativo, sino que fue un caso donde, no tengo ninguna duda, los sentimientos llevaron al aumento de las tensiones musculares. Y, como ya he dicho muchas veces, desencadenaron los vértigos y mareos de CC.

Nunca pude enterarme sobre cuál fue el origen de los sentimientos de CC, pero no dudo de varias cosas. CC se desestabilizó por algún hecho puntual que desconozco, ese hecho le hizo enojarse y ser agresivo. Por eso la sintomatología que trajo fue el vértigo y el mareo, que es la simbolización física de la desestabilización.

Cuando CC se recuperó de su padecer, se independizó, que es un símbolo de estabilidad. Terminó sus estudios, que es otro símbolo de estabilidad. Y, por último, buscó una vida estable con su nueva carrera y en su nuevo trabajo, en otra ciudad, lejos del lugar donde se originó el problema.

La reflexión que nos deja este caso, y comparado con los anteriores, es que no hubo un diálogo con palabras entre él y yo, sino que dialogamos con nuestros cuerpos.

Mis manos, en especial los dedos, fueron mis oídos. Sus gestos y pequeñas frases de enojo u odio frente al dolor físico del tratamiento fueron sus grandes relatos. Tengo la convicción de que, durante el trabajo manual realizado, CC recordó el origen de su ira, maldiciéndola e insultándola primero, para luego entenderse a sí mismo y poder resolver la herida sentimental, junto a sus síntomas de vértigo.

Sin duda, a CC le disgustó que no le creyeran, y de alguna forma se burlaron de sus sentimientos, como también se vio obligado a contener su ira y transformarla en tensión muscular extrema. Antes, se recluyó en su hogar familiar en busca de afecto, y lo hizo por algo grave ocurrido que lastimó la profundidad de su ser, consiguiendo desestabilizarlo. Pero no comprendió el hecho ni los síntomas.

En este tratamiento, CC sintió cómo los dedos entendían en su cuerpo sus sentimientos. Es más, le creían, y se encontró así comprendido, escuchado y liberado.

En general, la inmensa mayoría necesita hablar con palabras y ser obsesivamente detallista, pero algunos cuentan el dolor de sus sentimientos con las emociones de su cuerpo.

En este caso, mi mejor intervención fue dejar de preguntar y escuchar con mis manos.

Caso 4: Una situación de película o cuando tanta cordura parece locura

En los casos anteriores me he referido a situaciones individuales que caracterizaban alguno de los problemas descritos en el presente libro, en el que nos concentrábamos en la persona, su problemática corporal, la situación de sus sentimientos y pensamientos, la patología que caracterizaba este conjunto y todo esto inmerso en la realidad social que vivía cada paciente citado.

En la situación que voy a plantear ahora, vamos a ver varias situaciones de las que ya hemos hablado, acusadas en personas que se interrelacionan entre sí. Y veremos cómo en algunas de ellas las patologías nacen desde las personas mismas, y en otras, a pesar de nacer de éstas mismas, las marca la personalidad de otros individuos, que pueden potenciar el problema que se padece individualmente.

Si bien a través de los años me ha sido normal atender a pacientes que se conocen entre sí, ya que es común que entre las familias y los amigos se recomienden los profesionales, y muchas veces me ha tocado que se me superpongan los períodos de tratamientos de personas que se vinculan afectivamente entre sí, he observado que la relación entre éstos pasaba a ser parte del problema que los afectaba.

Nunca he actuado como mediador entre los pacientes, en todo caso, la información que recibía me servía para entender la problemática de cada uno y actuar de la mejor manera.

Sucesivos casos que se interrelacionaban entre sí, a veces núcleos familiares no siempre simultáneos –y otras veces sí–, me han enseñado a entender cómo algunas personas influyen sobre otras a la hora de soportar el carácter de éstas, siendo esto el motivo del origen del comienzo de una patología. Por supuesto que, en la base del carácter de la persona que soporta el influjo de otra, está la falla de no saber poner límites, pero también muchas personas necesitan de otros para llevar adelante sus vidas, por lo que, *a priori,* parece que la influencia negativa –ya sea un padre, una madre, marido, etc.– no siempre es tal, ya que el hijo, esposa o esposo, etc., son los que se enganchan en el interjuego del supuesto mal carácter de la otra persona, ya que éste pasa a ser una suerte de tutor en sus vidas. Claro está que esto no justifica el real y mal carácter de las otras.

Existen otras situaciones que no son ni deseadas ni buscadas por las personas, pero se ven los protagonistas obligados a participar de ellas por necesidades propias de la vida. Esto generalmente ocurre en el ámbito laboral, donde muchas personas tienen que acallar sus sentimientos a fin de conservar su trabajo o encontrar dentro de éste una situación estable que les permita seguir hacia adelante de la mejor manera posible.

De esto se refleja que las relaciones entre las personas, como lo he indicado varias veces en capítulos anteriores, surgen de la expresión de muchos sentimientos. Y esto se evidencia en el cuerpo de los individuos. No es difícil, cuando uno entra en una oficina o en un ámbito laboral similar, observando las actitudes corporales, saber quién es el que manda y quién es el que recibe las órdenes.

Hay situaciones especiales que conjugan personas con caracteres fuertes que se vinculan entre sí por situaciones que los reúnen en forma eventual para la realización de algún hecho en particular. En esos casos, la represión de los sentimientos varía en una forma no tan distinta de la de aquéllos a los que, por cuestiones de necesidad laboral, no les queda más remedio. En estas situaciones especiales es cuando se notan las personas que por naturaleza son dominantes, y otras que, a pesar de su fuerte carácter, pueden parecer dominadas. Aunque, en realidad, lo que están ejerciendo es una paciencia a favor de la convivencia. Pero, como veremos en la situación que voy a describir ahora, toda paciencia tiene límites. Lo que es interesante para este libro es cuánta paciencia puede tener un cuerpo en formar un síntoma… que exprese la contención de un sentimiento, aunque después el individuo sufriente estalle en cólera.

Mi vida profesional me ha llevado a ejercer mi trabajo en distintos países, y dentro de éstos circunstancialmente en distintas ciudades. Una vez, en una de éstas, se estaba rodando una producción cinematográfica que reunía a muy importantes profesionales de este espectáculo. Uno de ellos era paciente mío desde hacía bastante tiempo, y tenía un rol preponderante en lo que significaba la realización de la película detrás de las cámaras. Yo había acompañado a esta persona con el tratamiento en todo lo que se llama, cinematográficamente hablando, la preproducción del rodaje, situación que lo tensionaba mucho y le producía dolores cervicales, motivo de la relación profesional-paciente.

La producción reunía a importantes actores mundialmente reconocidos de distintas nacionalidades. Y, del otro lado de las cámaras, se encontraban especialistas de distintas áreas que habían sido reconocidos también por distintas producciones en forma internacional, hasta tal punto que entre todos sumaban varios óscares de la Academia. Esta situación era totalmente ajena para mí.

Si bien el que ahora llamaremos PP, que era mi paciente inicial, llevaba muchos años en esto, esta producción en especial, por el peso de las personas que intervenían, se estaba transformando en una difícil situación para él. En un principio, con su gran profesionalismo, parecía que podría conducir la situación. Pero a medida que avanzaba el rodaje, la frecuencia con la que lo atendía se hacía casi diaria, en horarios no habituales para la atención de un paciente y, generalmente, en lugares que no eran precisamente mi consulta. (PP era un paciente desde hacía muchos años y existía una corriente afectiva entre

160

nosotros, por eso quería acompañarlo en todo lo que podía). Luego, siguió la atención de otra persona de alta jerarquía en el área de la producción. Ésta, como era de esperar, aparecía con jaquecas diarias que le dificultaban el trabajo (del tipo de dolor en casco), era una persona habituada en este *metière* y muy profesional, por lo que no me sorprendió cuando me dijo que sus jaquecas existían desde hacía muchos años.

Como vemos hasta ahora, los dos pacientes padecían lo que sus dolores simbolizaban: uno, dolor de cuello, porque no podía perder la cabeza, ya que si él la perdía se desmembraba el rodaje; el otro, que no podía parar de pensar para conseguir los objetivos de la producción, tenía dolores de cabeza.

La derivación siguió con la persona que financiaba la película, a éste no le dolía nada, pero quería que le hiciera terapia para relajar su ansiedad, que era ya extrema. Comprendí que su sentimiento surgía de los desajustes económicos que se producían a lo largo de la película y, como mínimo, pedía que alguien le «mimase» su cuerpo para calmar sus tensiones, ya que el producto final lo vería en mucho tiempo, de acuerdo con el resultado económico final del filme. Y esto en esos momentos estaba muy lejos.

Los dos pacientes que llevaba hasta ese momento me estaban absorbiendo mucho tiempo y energía, pero la situación me iba atrapando. Empezaba a pensar que, en cualquier momento, de profesional pasaría a ser paciente, cosa que por suerte no ocurrió, a pesar de lo que voy a relatar ahora.

Sabía por PP que los dos protagonistas de la película se llevaban pésimamente, y eso bajaba como una catarata de problemas hacia el resto del elenco y la producción. Para mí, hasta ese momento, sólo resultaba un «cotilleo simpático», que lo guardaba como un secreto por cuestiones lógicamente profesionales. Y, aunque ahora lo esté escribiendo, no estoy dando los nombres de dichos protagonistas, aunque ha pasado muchísimo tiempo. Ambos eran grandes estrellas de Hollywood, poseían nominaciones de la Academia y óscares. Y habían protagonizado juntos, años antes, una película que aún hoy es considerada una joya del cine. Y al parecer, desde ahí, venían sus conflictos personales aunque, evidentemente, dado su tremendo profesionalismo, sólo reflejaron en la pantalla grandes actuaciones.

Uno de ellos comenzó a tener vértigos y mareos, realmente era una persona muy especial. Tenía muchos problemas personales. El primero, por su muy mal carácter, hizo que la comunicación entre él y yo fuera escasa, también hay que tener en cuenta los problemas idiomáticos, pero sus gestos y su actitud corporal me servían mucho más que el traductor. Su genialidad actoral reconocida aún hoy, no sólo por mí, sino por los grandes críticos de la prensa internacional y por los dos óscares que ostentaba, era proporcional a sus actitudes distantes de la realidad que estamos acostumbrados a vivir. Su popularidad no le permitía ni siquiera salir a la calle en la inmensa mayoría de los países del mundo. No era extraño que una persona con la concentración que tenía para sacar tan diversos personajes, y que lo hacían parecer tan distinto, sintiese vértigo.

Su cuello cumplía con todas las pautas del típico vertiginoso, se sentía bastante contento a la hora de atenderse y hasta parecía agradecido, a pesar de su increíble actitud intolerante. Pero me aprobaba porque yo le daba una solución. Creo que en su casi indescifrable manera de pensar existía el código que sólo aprobaba aquello que daba resultado. No existía persona en todo el rodaje que no tratase de escaparse de su presencia, por lo que atenderlo requería para mí un gran esfuerzo, no sólo por el trabajo que significaba la atención en sí, sino por la tensión que generaba saber que en cualquier momento se iba a poner a discutir con alguien.

A estas alturas para mí ya era obvio quién era la piedra de la discordia en la dupla actoral y quién era el que ejercía el arte de la paciencia. Así que sólo esperaba que me avisasen en qué momento iba a tener que atender al otro gran talento, porque veía venir que la situación iba a desestabilizar la paciencia para aguantar al actor malhumorado, por lo que sabía que tarde o temprano un vértigo estaría en mis manos.

PP sabía y respetaba mucho mis estudios sobre técnicas corporales y la relación de éstas con los sentimientos, ya que él lo vivía en su propio cuerpo. Fue entonces cuando le dije que, tarde o temprano, el otro actor iba a sufrir síntomas. Y lo único que me comentó con resignación fue que: «Ojalá sea después de que finalicemos la película». Me guardé para mí, para no preocuparlo, que seguramente iba a ocurrir antes de que terminase el rodaje.

Ya me había acostumbrado a que la atención prestada a estas personas fuese en horarios muy atípicos y en lugares poco cómodos para mi trabajo, como eran casi siempre los tráileres de filmación, que en el caso particular de las estrellas cuentan con una cama que me servía de camilla.

Por lo visto, el tolerante actor no quiso ser menos y desató una crisis de vértigos paroxísticos a repetición un sábado a última hora, cuando realizaba las últimas escenas que le correspondían a él en el filme (luego se marcharía a su ciudad para comenzar con otro rodaje de gran importancia).

Estos vértigos, por la forma en que se dieron, nos quisieron dejar claro a todos los participantes no sólo que se iba por cuestiones lógicas y contractuales, sino que también se iba harto y mareado.

Cuando me llamaron, me avisaron de que RJ estaba con mareos muy intensos y cortos, pero que, cuando parecía recuperarse, volvían. Se estaban realizando las últimas escenas y me pidieron si me podía acercar al set de filmación por el supuesto caso de que los síntomas se agravasen y le impidiese terminar esas pocas horas que le quedaban de un trabajo de varias semanas.

En esa época no existían los teléfonos móviles, por lo que, en el trayecto desde mi casa al lugar de filmación, que era un área de la ciudad que había sido acordonada con el permiso de la alcaldía para el evento, nadie me podía informar de cómo iba evolucionando RJ, aunque tenía la certeza de que cuando llegara, aunque fuera por aliviar su dolencia, debería atenderlo cuando terminara su trabajo.

Cuando llegué al lugar había el lógico revuelo de curiosos que querían ver a las estrellas internacionales, cosa que me dificultó acercarme. Aparqué mi automóvil donde pude, atravesé el numeroso grupo de curiosos y alcancé a ver a un asistente de producción, al que le pude avisar de quién era y qué iba a hacer. Me sorprendió la cara de alegría inmensa que se produjo en él. Tomó su *handy,* por el cual avisaba, y dijo: «¡¡Llegó, llegó!!».

Me pareció excesivo tal recibimiento, me tomó de un brazo y, mientras me gritaba que fuese rápido, me condujo al lugar que estaba RJ. Me encontré, de repente, en el medio de una escena ambientada varias décadas atrás, con RJ metido en un coche antiguo diciendo con voz de sufrimiento: «De aquí no me saca nadie». Personalmente, no había visto nunca a RJ y me sorprendió conocerlo en esta situación, que ya se tornaba surrealista para mí.

PP me dijo: «Ayúdame con esto». Cuando me acerqué al automóvil, RJ no podía salir de él por el vértigo. Tenía un ataque de pánico, por lo que fui yo el que intentó, buscando posiciones estabilizadoras y tranquilizantes, ayudarlo a salir de éste. En ese momento descubrí, ya que sólo lo conocía a través de filmaciones, que era un individuo de más de dos metros de altura, lo cual me dificultaba extraer sus larguísimas piernas de los pedales del coche.

Una vez superada la surrealista presentación de mi paciente, y habiéndolo colocado en la cama de su tráiler, comencé a trabajar. Es obvio que yo no soy adivino, pero estaban todas las circunstancias dadas para entrar en una crisis de ansiedad, aunque nunca imaginé, y ésa fue mi sorpresa, que iba a ocurrir de una manera tan exagerada y a la vista de la mayoría de los integrantes. Algo que provocó detener la filmación en los últimos momentos.

En la medida que lo atendía, RJ comenzó a hablar conmigo. Hablaba un perfecto español, por lo que la comunicación entre ambos pudo ser muy fluida. Comenzó diciéndome que necesitaba que le aliviase el vértigo para poder terminar las escenas.

Con algunas maniobras muy directas de acomodación de las cadenas musculares, al cabo de casi una hora, con mucho menos vértigo y mareos, y bastante aliviado, volvió a su trabajo. Y lo culminó, mientras yo me quedé expectante por si me volvía a necesitar.

Al día siguiente se hizo un almuerzo de despedida en una casa de campo. Esa misma noche RJ viajaba de nuevo. Fui a la despedida, también para atenderlo y que pudiese irse lo mejor posible. Tenía por delante un viaje en avión de más de diez horas. Cuando me encontré con él, se sentía prácticamente curado. Yo sabía que mi trabajo tenía que ver con eso, pero más sabía aún que lo que lo había mejorado su estado era terminar con la situación que lo tenía sobrecargado.

De más está decir que el otro actor no había sido invitado a la despedida, ni a PP tampoco le interesó ir.

Cuando volví a atender a RJ lo hice con mucha más tranquilidad y por un tiempo más prolongado, lo que nos permitió conversar bastante. Se mostró muy agradecido por lo que había hecho por él. Y, sin saber él lo que yo pensaba de la situación, casi con inocencia me preguntó si el estrés de los últimos días podía tener que ver con un problema que lo registraba como algo traumatológico. Él estaba pensando en sus cervicales. Le respondí que sí, pero no quise profundizar en eso, ya que no volvería a verlo y no era bueno dejar a medias la interpretación de cómo canalizaba sus sentimientos y sus problemas. Había reconocido la ansiedad como un factor determinante, y no era poco.

Me invitó, he hizo hincapié en que cuando pasara por la ciudad en la que él vivía, lo visitase, y que sería muy bien recibido. Era una persona diametralmente opuesta al otro actor, y eso no lo hacía menos talentoso, ya que ambos tenían el mismo reconocimiento y los mismos galardones.

Todo esto que he relatado tiene la intención de ser el reflejo de la realidad, la que también ocurre en gente en la que comúnmente se cree que no tiene problemas, por su holgada situación económica y su popularidad.

Esta misma realidad ocurre a diario en muchos ámbitos de trabajo y hasta en muchos hogares, la interrelación del carácter de los individuos influye sobre el estado de ánimo de los demás. Y creo que esto no es una novedad, pero, como acabamos de ver, cuando las cosas no se expresan como corresponde, son los cuerpos los que se terminan expresando por las personas. Y aquí vemos cómo la persona que tiene la responsabilidad de organizar y dirigir la situación fue el primero en empezar a expresar su dolencia a través del cuello, que, como vimos, es la comunicación primitiva de mantener la cabeza en su sitio.

Cuando la situación general comenzó a desestabilizarse, no fueron pocas las veces que PP, a partir de sus problemas cervicales, tuvo síntomas de vértigo y de mareo, que no reflejaban otra cosa que la inestabilidad provocada por la situación que atravesaba su cuerpo. La persona encargada de coordinar, por otro lado, sufrió dolores de cabeza caracterizados en forma de casco, que no hacía más que expresar la presión que generaban sus ideas para solucionar los inconvenientes del día a día.

El huraño actor que padecía vértigos crónicos –y sabemos que tienen que ver con una intensa actividad intelectual–, expresó su concentración en su trabajo de esa manera, y la paciencia ejercida por el coprotagonista quebró la voluntad de éste con la característica ansiedad de aguantar y luego explotar en el último momento. Pero lo hizo en un momento tan especial que le dejó claro a todo el entorno que su voluntad tenía un límite para aguantar la estresante situación. Y cuando todos corrimos detrás de él, se recuperó más rápido de lo que habitualmente hubiera esperado, y terminó su trabajo con gran profesionalismo.

Esto lleva a la reflexión de que, si observamos el entorno de la gente que nos rodea habitualmente, y con la cual tenemos intereses comunes, ya sean afectivos o materiales, o, lo que es muy común, ambas cosas a la vez, hay patologías corporales que parecen engarzar a las personas a través de lo que éstas expresan, pero también a partir de lo que no se atreven a expresar con sus propias palabras a través de un diálogo verbal consciente. Cuando pasa esto último, aparece un diálogo de síntomas corporales nefastos e inconscientes.

Caso 5: Antonia, historia de un derrumbe

Antonia en pocos años había perdido a varios seres queridos, hermanos y grandes amigos, algunos varios años mayores que ella; los otros, casi de su edad. Con casi ochenta años sobre sus espaldas veía cómo la muerte la rondaba, ahora era el turno de su generación. Ninguno había fallecido por causas especiales o accidentales, fueron muertes naturales propias de la edad y la forma de vivir, en principio fueron muertes esperables, pero no son tan así hasta que ocurren... Y cuando son varias, sin duda asustan.

El miedo a la propia muerte asoma de repente, avasalladora y poderosa. El cuerpo de Antonia llevaba las marcas de una vida de mucho trabajo, un trabajo detrás de otro desde los trece años hasta su jubilación, bien tardía. Venir de su pueblo con una corta edad, dejar el raro calor de un hogar de muchos hermanos y sus padres, que sólo sobrevivían al día a día, no fue fácil. Cada hermano que marchaba a la gran ciudad era un ser querido que se distanciaba, aunque era una boca menos que alimentar (hablamos de un tiempo donde alimentarse era muy duro), todavía la guerra fraternal se podía oler y el hambre sentir. No había mucho espacio para lágrimas ni lamentos, sólo marchar detrás de la superación, y el fracaso no admitía el retorno.

Sesenta años volaron y Antonia se encontró de repente con un gran dolor en un pie, insólitamente inflamado, sin que mediara un trauma que lo justificase. Aun así, todos los médicos le hablaban de un gran esguince. No hubo caída ni golpe, nada que lo justificase, tampoco se había doblado violentamente. No había pasado nada, pero, efectivamente, el pie parecía haber sufrido un tremendo esguince o una violenta torcedura, salvo que ésta nunca existió.

Muchos y sofisticados estudios justificaban el diagnóstico, pero no había tratamiento que resolviera el esguince que nunca había ocurrido. Entonces, ¿qué pasó? El cuerpo de Antonia tenía una ligera desviación de columna provocada por muchos años de trabajo en una misma posición, forzada hacia el mismo lado. Su cuello, notablemente adelantado por la misma circunstancia, y su hombro derecho elevado y acompañando y adelantando, como una huella digital. Un cuerpo estructurado en su oficio. Su artrosis marcaba lo mismo. Todo ese dibujo, ondulado por su cuerpo, caía sobre el pie en cuestión.

Después de evaluar a Antonia, le dije: «Los años han hecho un esguince en cámara lenta y todo el peso de los sentimientos de las pérdidas ocurridas en los últimos años han rebasado las posibilidades de su tobillo, y el pie ha salido a relucir como la punta de un iceberg de problemas posturales laborales y sentimientos intensos, muy íntimos».

Todo esto recayó en un punto concentrado del cuerpo de Antonia: toda la historia del esfuerzo de una vida contra un tobillo. Y Antonia quedó tan dolorida como su historia personal, en el mismo momento que los seres queridos de su generación hablaban con su partida.

En los últimos años, nuestra Antonia se trasformó en una coja en lo físico, pero también una coja moral y anímicamente. Lo que se dobló violentamente fue su ánimo, la seguridad en ella misma. Y esto dio paso al miedo y la desprotección, de la cual hasta entonces ella misma se proveía desde su sólido ego tallado por una vida de adversidades superadas con gran esfuerzo. Su entorno íntimo –cónyuge, hijos y nietos– era más que suficiente para brindar el amor que necesitaba, pero ¿cómo recibir amor si durante años sólo supo darlo? ¿Cómo pedir si sólo supo responder a la petición de otros? Ella no sabía pedir afecto para sí misma.

Antonia entendió la justa queja de su dolor como una confusa forma de pedir ayuda, sin tener conciencia ni de lo uno ni de lo otro. La queja era queja, y pedir ayuda y afecto era otra cosa. Algo que ella nunca había experimentado.

Conversando con Antonia le pregunté si sabía quererse, si se quería lo suficiente a sí misma. Su cara fue de desconcierto, como si le preguntaran por algo que nunca supo. Y me respondió en consecuencia: «Nunca me lo había planteado, pero creo que no, no me quiero lo suficiente. No hubo tiempo para mí, me postergué siempre». Sus ojos se humedecieron, pero se esforzó, y mucho, en no llorar. Su orgullo estaba en juego, y su supuesta rígida fortaleza torturaba a Antonia en el dolor de su pie y su tobillo, pero ahora en todo su cuerpo también.

Se obsesionaba por detallar cada pequeño síntoma, cada pequeño cambio, cada nombre que aprendía de una posible patología que no tenía y que ni entendía. Pero, en cambio, rehuía a hablar de sí misma, de sus sentimientos en particular, como si se rompiera su seguridad, su confianza. Sin embargo, ella pensaba en el miedo que le daba que su pie se rompiera en pedazos con cada paso que daba. Podía dolerle o molestarle, pero la fantasía del estallido del pie le resultaba más creíble que la de su ser y su larga historia.

Curiosamente, Antonia podía anestesiar sus sentimientos y potenciar sus dolores para esconder la soledad que tuvo de pequeña, sus años de esfuerzos sin límites y su postergación humana. No es exagerado decir «su postergación humana», porque muchas veces se sentía realmente identificada con «un animal de carga».

Reiteradas veces le dije que su vida había transcurrido como eso, como un animal de carga: carga de trabajo, sin horarios y sin quejas, sin cuestionamientos a la tarea de turno. Siempre me asintió con una tímida sonrisa triste, una tristeza como de ya no poder cambiar la historia. Sin embargo, también le comenté que hasta un animal de trabajo recibe de vez en cuando una caricia en su lomo.

—¿Y usted recibió al menos eso cuando tuvo quince o dieciséis años?

—No, nadie se ocupó de mí, era invisible en la gran ciudad. Y mi familia estaba muy lejos, también ellos lo pasaban mal. No teníamos ganas de recordar, sólo íbamos hacia adelante.

—¿Dónde es «adelante»?

—Supongo que el día a día; el pasar los días y meses. Así me hice mayor —contestó Antonia con cierta desorientación.

—Pero usted pasó de niña a mujer en nada, sin escalas.

—Es cierto, no sé muy bien qué responder, pero ahora soy una vieja. Usted me dice que pasé de niña a adulta sin escalas, y yo no recuerdo mi escala de madura a vieja. Y eso me angustia mucho.

Comencé a trabajar su tobillo con mucho esfuerzo, quería obtener resultados físicos y creíbles cuanto antes, que viera resultados que se le habían resistido por falta de atención adecuada. Era una mujer de una cultura antipsicología, no cabía en ella la idea de sentimientos y cuerpo.

Poco a poco se fueron dando los resultados y Antonia comenzó a caminar con más confianza. Conforme esto sucedía, fue ella quien tomó la iniciativa al preguntarme si su soledad infantil podía, tantos años después, traerle dolor físico y por qué en un tobillo.

—¿Cree que la soledad pesa, que es una carga y un cansancio? —le pregunté.

—¡¡¡Sí, claro!!! ¿A quién no? —me respondió con fuerza.

—Entonces… —le dije—. Pero, Antonia, cuando su tobillo estaba muy mal y no había solución, usted no creía en los sentimientos ni que su dolor físico pudiera estar relacionado con ellos. Ahora que empieza a curarse, me cambia el argumento.

—Sí, me quería engañar, pero usted no me dejó. Sin dolor físico se ve todo más claro. Ahora me duele el alma, no sólo por mi juventud triste, me duelen mis seres queridos que se fueron. Y pienso que pronto no podré ver a mis nietos. Trabajé mucho para educar a mi hija y a mis hijos, pero no los pude ver crecer ni disfrutar. Siempre cuidé de ellos, pero el trabajo me robó el tiempo de su compañía. Ahora empiezo a disfrutar de mis nietos y no me quiero morir en este momento.

—Bueno, nada indica que se vaya a morir ya, ni siquiera pasado un buen tiempo. El tobillo fue un aviso de que se podía derrumbar, y ahora estamos mejor.

—¡Mucho mejor! Puedo jugar con los niños a pesar de todo. Antes era una vieja quejosa que no sabía pedir ayuda, ni decirles cuánto los quiero.

—Antonia, se me ha hecho una psicóloga.

—Mire, yo de eso no sé, pero es como las brujas. Nadie dice que las ve, pero que ¡¡¡las hay, las hay!!!

24.
UNA ÚLTIMA REFLEXIÓN: «LA EMOCIÓN DEL MIEDO»

Las emociones son reacciones biológicas de nuestro cuerpo origina-das a partir de registros que nuestro ADN lleva inscrito tras una larga evolución.

En la inmensa unidad de tiempo que trascurrió de nuestra evolución como especie, adquirimos reacciones necesarias para la supervivencia; las emociones son reacciones imprescindibles para ésta.

Todo ser vivo reacciona con emociones, como vimos antes, desde una simple ameba hasta nosotros, una especie con capacidad transformadora de su entorno y que, gracias al desarrollo de su increíble cerebro, tiene las mismas emociones, pueden variar en matices, pero no en esencia.

El miedo es seguramente la emoción fundamental, ya que detecta y nos aleja del peligro. Está tan presente en una ameba como en nosotros, que somos *Homo sapiens sapiens*.

Los procesos para que se desencadenen las emociones en animales complejos como los mamíferos funcionan a través del sistema nervioso central y el endocrino, pero son los estímulos externos los que las ponen en funcionamiento. Vemos entonces más complejidad fisiológica para mejor elaboración y una reacción más sofisticada, pero igual en cuanto al estímulo. El peligro sigue provocando miedo.

El mamífero corre, los unicelulares se retraen y se expanden. Definitivamente, los dos huyen.

Por ejemplo, un peligro concreto desencadena la emoción del miedo. Cuando ésta ocurre se guarda como un recuerdo. Por tanto, tenemos una emoción y una idea. La conciencia del miedo ya es un sentimiento, y así se almacena en la memoria.

Los sentimientos se caracterizan por ser conscientes, e incluyen una elaboración por medio de la estructura o el aparato psíquico. Por lo tanto, el sentimiento de miedo no es igual en todas las personas ante un mismo peligro. En cambio, la emoción sí, no tiene por qué variar.

Los seres humanos tenemos emociones y sentimientos, el recuerdo de un sentimiento de miedo es suficiente para desencadenar una reacción. Y, de acuerdo con cómo se haya vivido, el recuerdo será más o menos susceptible, o por el contrario extremadamente sensible. Aquí variarán de forma predominante la cultura del miedo en la sociedad y su tiempo histórico y la familia que toca en suerte.

El sentimiento de miedo se pude invocar desde adentro, sin un estímulo externo. En la emoción, el estímulo es externo. Por ejemplo, un dolor de origen corporal provocado por un agente nocivo externo puede desencadenar miedo. En ese momento preciso el dolor se escinde del cuerpo junto a una idealización personal del hecho real, así que de forma imaginaria la parte del cuerpo dolorida ya no nos pertenece. A partir de ese momento, en nuestra mente se vive como externo. Entonces, ya es un sentimiento de peligro no real, sino de realidad individual perceptiva y distorsionada.

El recuerdo original del hecho que provoca miedo se vuelve muy antiguo, y se guarda tan profundamente que se vuelve inconsciente, pero nunca se olvida de forma definitiva. Nunca desaparece y puede actuar desde el interior, sin mediar emoción dolorosa externa.

Los miedos que generan fobias o ataques de ansiedad son emociones primarias que se vivieron con mucha intensidad consciente en su momento original, y se guardaron en el inconsciente para sobrevivir a la percepción de aquello que nos espantó.

Muchos dolores corporales —vértigos, mareos o malestares digestivos— son reacciones fóbicas o crisis de ansiedad de miedos enmascarados. La comunicación verbal y no verbal (terapia manual) es una fórmula para recordar, buceando en la profundidad del ser, y recordar el miedo primitivo. Y así, luego, olvidar los excesos del recuerdo mal interpretado, más asumir la parte del miedo que ya no cambiará, el miedo original.

Sostener un presente ansioso basado en un pasado de miedo no entendido y cargado de interpretaciones fantasiosas es un futuro doloroso en cuerpo y alma. El miedo es una emoción primitiva, quizás la más importante de las emociones, como ya he mencionado, cuya función detecta el peligro para garantizar la supervivencia.

Cuando tomamos conciencia del miedo, formamos un sentimiento. Si éste no es claro y suma desconcierto al verdadero peligro, será una fobia, un miedo injustificado que nos alejará de la realidad del peligro. Por eso tendremos miedo donde no hay peligro verdadero.

Si el sentimiento es el miedo a la realidad y trae aparejada la posible pérdida de los seres queridos, la pérdida de nuestra integridad física, o nuestros logros, en forma inminente o próxima en el tiempo, es un sentimiento de miedo genuino y proporcional. Pero si no es verdaderamente real, porque es un peligro surgido del pensamiento fantástico, será entonces angustia: miedo por algo que no sabemos si ocurrirá, un sentimiento ligado a la distorsión del saber de lo real.

Este saber surge de las experiencias inconscientes que nos han demostrado peligros verdaderos, sin necesidad de análisis alguno, más que saber que nuestra integridad nunca está garantizada. Pero, cuando por motivos de percepción distorsionada, se asocia el saber real de los hechos, y éstos son generalmente sentimientos de angustia que vienen relacionados con pensamientos fantásticos y sólo son peligros en nuestra mente, pero no en la realidad, provocan igual o más miedo que los verdaderos, y muchas veces pánico.

Vemos como ideas preconcebidas culturalmente en nuestra ontología distorsionan la emoción del miedo por el pánico que paraliza. Es la reacción contraria, como ya vimos, a la huida, que neutraliza su verdadera efectividad y causa malestar corporal hasta límites impensados, muy angustiosos y lacerantes psicológicamente.

Si el sentimiento de miedo nos agobia y paraliza, anula la función de la emoción de miedo que nos permite resolver el peligro. Cuando sucede esto, la vida la viviremos de pánico en pánico.

Cuando la conciencia del miedo es difusa o nula, variaremos de negadores a actos temerarios que nos acercan al peligro verdadero. Y pagaremos tarde o temprano sus consecuencias.

En todas las formas de tomar conciencia distorsionada del miedo, el cuerpo será protagonista con síntomas diversos, como grandes dolores crónicos, vértigos y mareos, o trastornos gastrointestinales, entre otros. Éstos aparecerán como el peligro hipócrita (máscara) del peligro real a nuestra existencia, porque no se sabe asumir ni se quiere entender. Creeremos que el síntoma, sin más explicación, es el peligro y no la causa negada originada en el verdadero peligro. Porque no hay peor miedo que tener miedo al miedo, y eso es ansiedad.

Angustia, ansiedad y pánico es, lamentablemente, una triada común en la vida cotidiana de los seres de esta sociedad. Dolor, vértigos y mareos, estreñimiento y cansancio extremo son la expresión cotidiana de la triada del miedo mal entendido.

La palabra «teatro» se origina del griego, de *theatron*, que significa «lugar para la contemplación». En salud, hablar de teatro se asocia con la ironía y la descalificación, como también con la exageración de un padecer. Nada está más alejado de la realidad.

Si el teatro es un lugar para contemplar, ¿el cuerpo no lo es?, ¿dónde debe observar el terapeuta el dolor o el síntoma si no es en el cuerpo?

Los terapeutas de la salud son parte del teatro, donde se debe contemplar la solución de los problemas del cuerpo y su ser.

Saber escuchar, tocar y sentir al paciente es facilitar el arte de la contemplación. Hacer esa pregunta puntual que desencadene el relato del paciente es determinante en el teatro de la salud. En el teatro se representa arte, en la salud también. Interpretar la problemática del paciente de forma íntegra requiere un profundo espíritu vocacional de la contemplación del otro.

Las emociones surgen de las necesidades básicas del vivir, y son «los apetitos de la vida». La conciencia de éstos nos lleva al desarrollo de los sentimientos. La satisfacción o frustración del sentimiento deja, con los años, huella en el cuerpo. De canas a dolores, de arrugas a enfermedades. Así se viste nuestro cuerpo, producto de felicidades o tristezas que los sentimientos supieron leer del apetito de nuestras emociones, y que la conciencia supo o no alimentar.

El cuerpo es el escenario de las emociones, donde actúan los actores y actrices que interpretan el libreto de nuestros sentimientos, que siguen el escrito de nuestra mente, basada e inspirada en la experiencia de vivir y sentir el día a día de nuestra larga existencia. Por lo tanto, nuestro cuerpo es una obra de arte que interpreta alegrías como tristezas, dolores como placeres. Pero siempre son realistas, como la vida misma.

El cuerpo humano es la parte animal que expresa en síntomas físicos todo aquello que la razón de la conciencia del sí mismo parlante calla, miente o se miente a sí mismo, sobre todo en cuanto a emociones y sentimientos se refiere.

La razón se sustenta en la interpretación de la realidad que toca vivir, y como es lógico se la interpreta a conveniencia y se la defiende en muchos casos hasta el daño propio o ajeno, por el sólo hecho de tener razón.

La razón suele perseguir una ilusión, buena o mala. En cambio, el cuerpo vive en la realidad de la supervivencia, persigue estar vivo y de la mejor manera posible. El estado del cuerpo es consecuencia directa de la verdad; la razón es la interpretación de la realidad y ésta es la percepción de la verdad.

El presente que vivimos está cercado por un pasado que no ocurrió y un futuro que no será. Ésa es la verdad y la fuente de dolor. Nuestra memoria se alimenta de la interpretación de la percepción de lo vivido y la ilusión de un mañana. De esa realidad se elabora la razón de cada uno. En cambio, el cuerpo es un fiel testigo del pasado, lleno de huellas de la vida verdadera, pero también carga con la representación simbólica de todo aquello que el *Homo sapiens*, el *Homo razonabilis* y el *Homo moralis* no saben pedir con palabras, no saben decir con su capacidad parlante. Prefieren, como la razón, la sinrazón de contarlo con síntomas corporales.

Escuchamos con el oído verdades que duelen en el estómago, cargamos en nuestro raquis la culpa de ver con nuestros ojos lo que hicimos y no hicimos, y nos duele en la espalda el no saber la diferencia de lo bueno hecho y lo malo no hecho. Alguien nos habló del cuerpo y sus razones, pero el inconsciente corporal está hecho de verdades y sus quejas: los síntomas son la interpretación de la percepción de la verdad, eso que llamamos realidad. Y desde ahí creamos razones corporales.

Con las mismas razones en una parte del planeta alguien es feliz y su cuerpo parece flotar. En cambio, en otro lado del globo tenemos un infeliz con dolor y sufriendo. A idénticas razones, distintas percepciones de la realidad, distintas sensaciones corporales y distintas formas de contar con el otro.

EPÍLOGO

El sufrimiento corporal es sin duda la expresión cabal de la imposibilidad de dividir el aparato psíquico de la biología que constituye el cuerpo.

En la lesión orgánica se inscribe toda la energía de los miedos, ansiedades y angustias de la persona, en toda su esencia e historia.

De igual forma, todas las sensaciones y percepciones del dolor y malestar se agigantan en la idea del sufrimiento. Se exagera la imagen del daño en la representación mental que tiene el individuo de su lesión o disfunción. El miedo es la reacción a la realidad del peligro; la ansiedad, la incapacidad de alcanzar el objetivo deseado; y la angustia, el miedo a cambiar una posición en la vida.

El miedo al cambio por algo mejor es miedo a evolucionar. La intensidad del dolor en la lesión crece en proporción a nuestros miedos, ansiedades y angustias.

El ser percibe al cuerpo como un envoltorio de sí mismo, o como un soporte de sus sentimientos. ¿Por qué todavía muchos creen que las emociones no se relacionan con los síntomas corporales?

Negar la influencia de las emociones en el cuerpo es negarse a sí mismo. Somos el cuerpo y el cuerpo es nuestro ser.

Nunca se está mejor acompañado que estando solo, a gusto con uno mismo. Cuando hay dolor, u otro síntoma difuso sin control, algo falla en nuestro interior, y entonces es difícil estar a solas con uno mismo. Esta última situación se percibe como soledad y sufrimiento.

Descifrar el significado emocional en el dolor físico es una ventana al ser doliente en soledad. Y lograr su relato, una puerta abierta a la integridad del ser.

El otro. Ese que amamos: pareja, hijos, padres, etc., ¿cómo está en nuestra mente? Está troceado, en pedazos que se mezclan con nuestros propios trozos, como un caleidoscopio de dos personas que se mezclan en una visión única.

También la culpa duele, a veces la culpa no reside en el hecho realizado, sino en que se nos acuse de haberlo hecho. Ser juzgado injustamente duele quizás más que la culpabilidad de la responsabilidad de un error verdadero.

En una sociedad prejuiciosa habrá mucho dolor físico y mental, habrá sufrimiento, y para cambiar esta situación también habrá angustia.

Hay un dolor antiguo, primario, que podemos llamar el *dolor origen*. Surgió necesariamente en los comienzos de la vida extra o intrauterina, sin capacidad de conciencia aún, pero suficientemente intenso como para conmover todo nuestro ser. Se inscribió en nuestro cerebro como una unidad de aprendizaje, una verdadera huella mnémica o estructura de memoria. Esa área será siempre hipersensible y reaccionará con estímulos mucho menos intensos durante el resto de nuestra vida.

Los sentimientos, en cambio, se aprendieron con más tiempo y en más ocasiones, con intensidad variable. Hace falta un sentimiento que rememore un mal momento que creíamos superado, mas el cansancio de una vida, precedida por el rendimiento continuo, y una parte del organismo debilitada por tantas circunstancias como sean posibles, para provocar una reacción en cadena que duela en cuerpo y alma, conmoviendo nuestro ser. Y luego no relacionar nada con los sentimientos primarios, con el dolor origen y con la cultura del ser fatigado.

Sólo repetimos, y siempre creemos que nunca hay algo peor. Olvidar es fácil. Pero borrar los aprendizajes de la vida en nuestro cerebro es imposible. De eso tratan los recuerdos, los hay conscientes e inconscientes. Los primeros son aquéllos más soportables o los más felices; los segundos, son menos felices y también los poco soportables. Los insoportables son los más afines a generar malestar, dolor o disfunciones crónicas.

Sabemos que una sensación es una emoción corporal y, cuando se asocia a una idea, se transforma en un sentimiento; si la idea es un recuerdo insoportable en nuestra conciencia, estará depositado en la profundidad de nuestro inconsciente, y desde ahí emergerá, como desde un magma, en forma de síntoma corporal.

Creer que el sustento físico, emociones y sentimientos, no existe, que es abstracto y exclusivamente psicológico, es desconocer que nuestro cerebro guarda un lugar físico concreto para almacenar las huellas mnémicas de toda una vida.

La vida emocional tiene un espacio concreto, el más antiguo en nuestro actual cerebro, muy anterior filogenéticamente hablando que la estructura neuronal de la conciencia misma. La evolución de los homínidos fue de seres instintivos y emocionales estereotipados a seres pensantes y reflexivos. A partir de ese gran evento surge una conciencia que nos permitió nuestra propia conciencia del sí mismo y nuestra existencia individual y mortal.

León Tolstoi, uno de los escritores más destacados de todos los tiempos, con una maravillosa narrativa capaz de trasportar al lector a vivir de forma casi real los hechos de su lectura, nos regaló la novela *La muerte de Iván Ilich*, publicada en 1886 y considerada durante mucho tiempo como un relato de la vida de un burócrata ruso con apetencias aristocráticas en la Rusia imperial de finales del siglo XIX.

Es cierto que así se escribió en cuanto a tiempo y formas, pero en mi opinión Tolstoi nos habla de la condición de vida de un hombre que se sacrifica sin tener claro el porqué. Sólo buscó el ascenso social por el ascenso mismo, el reconocimiento de los demás, pero sólo basado en la apariencia que da cada peldaño de su nuevo estatus adquirido, sin saber nunca cuál es el último. El personaje se rodea de afectos aparentes que le dan relaciones sociales, pero no amigos. Y así también devuelve sus afectos, creando una familia ligada, por encima de todo, a la apariencia y al consumo.

En la aparente cumbre de su carrera profesional y económica, preparando los últimos detalles de la casa de sus sueños (lujo, criados y barrio aristocrático), Iván Ilich, subido en lo más alto de una escalera doméstica, cae, se golpea y sufre un dolor. Desde ahí todo es una vertiginosa carrera de médicos, más intensidad en el dolor, falta de diagnóstico claro, a pesar de ver médicos eminentes, y más dolor. Y luego, todo es sufrimiento y más desconcierto en el diagnóstico.

Tolstoi no se priva de simbolizar la escalera allí, en lo más alto, como su vida vacía de contenido espiritual y afectivo, igual que su casa lujosa, a la espera de deslumbrar a una familia que se une por el bien vivir material y no por los lazos afectivos.

Es sabido que Mahatma Gandhi consideró esta obra como la máxima expresión de la literaria rusa. Pero Gandhi no era ruso, y tampoco necesitó aclarar la espiritualidad de semejante hombre y su cultura. Gandhi y Tolstoi se carteaban y los unía la idea del cambio por la no violencia.

Los que en la novela sobreviven a Iván Ilich, podemos presuponer que vivieron el cambio de la aristocracia zarista por un método violento, radical y absolutista. Se pasó de un extremo a otro. Se sabe que León Tolstoi sufría depresiones y que *La muerte de Iván Ilich* la escribió después de una crisis personal tras cumplir los cincuenta años. (Si invitáramos con osadía imaginariamente a Freud a este epílogo, nos diría que Tolstoi hizo catarsis por la escritura de la novela). Pero lo cierto es que Iván Ilich sufrió, y sufrió dolores indecibles hasta replantarse qué vida llevó. Y cito textual: «Era como si bajase una cuesta a paso regular mientras pensaba que subía». Luego, continúa en su reflexión mientras sufre otro intenso dolor y sufrimiento corporal. «Y así fue, en realidad. Iba subiendo en la opinión de los demás, mientras que la vida se me escapaba por debajo de los pies… y ahora todo ha terminado. ¡Y a morir!».

Otra cita textual pinta el entorno: «Les aterraba que de pronto se esfumase la mentira convencional y quedase claro lo que ocurría de verdad».

Por todo lo dicho a lo largo de este libro, 140 años después de la escritura del personaje de Tolstoi, si a Iván Ilich le diéramos: un móvil de última generación, un automóvil de 200 caballos de potencia y lo vistiéramos con ropa de marca, se podría llamar Juan Pérez o John Smith, y verlo pedir un crédito que no sabría si podría pagar en cualquier cuidad de hoy, para sostener un ritmo de vida que, según Tolstoi, mata.

Vivir por encima de las posibilidades reales, aparentar para mejorar la opinión de los demás, subir, como Iván Ilich, en el qué dirán mientras se escapa la vida por debajo de los pies, es un problema de siempre... En la novela el personaje muere, y ésa es decisión de su maravilloso autor.

Todos sabemos que el buen vestir puede ser placentero, conducir una obra maestra de la ingeniaría automotriz de alta gama es todo un placer y muy divertido, y tener un sofisticado móvil del que sólo aprovechamos el 20 % de su capacidad real es sacar a jugar al niño que llevamos dentro. Si es eso, ¿dónde está el problema si vivimos en una sociedad de consumo? Pero sí, es un problema que nuestra vida sea sólo eso: la vida para el consumo y la apariencia.

La realidad es que ser lo que cada uno quiere ser es tarea difícil. Primero buscarse, luego encontrarse y por último desarrollarse; en eso sí se nos va la vida, pero nunca por debajo de los pies. Si logramos todo eso, habrá plenitud corporal y serenidad interior.

Si uno es, y cuando piensa en sí mismo se siente conforme con aquello que obtuvo de sí mismo desde que se buscó y hasta que se encontró, estará en plenitud. No importa qué gusto material se dé, porque son caprichos y sólo eso, siempre y cuando no estén por encima de sus posibilidades. Éstas, las posibilidades económicas adquiridas, marcan los excesos.

Más aún, si hay tranquilidad con uno mismo como ser que se construyó a sí mismo, de acuerdo con aquello que le hace sentir y vivir la vida dentro de los valores afectivos, estará sereno.

Los caprichos materiales son gustos, pequeñas satisfacciones. Por más suntuosos que sean los objetos de un mundo materialista, también somos hijos de esa cultura que nos tocó vivir.

Hacerse cargo de uno mismo es un bien muy preciado; también el saber dar y recibir afecto, que es el intercambio más valioso. Y si, además, logramos hacer una huella mínima en el tiempo que nos ha tocado vivir a través de nuestra tarea humana, será todo un lujo… de satisfacción personal.

La satisfacción material es otra cosa, debe ser consecuencia de los beneficios de la rentabilidad de un trabajo, que nos satisfaga en la realización del objetivo de esa mínima capacidad individual del ser humano de aportar algo positivo y transformador en la cultura que nos tocó vivir. Si es al revés, si lo material nos transforma en sujetos de apariencia, valdremos lo que tenemos sólo mientras nos dure. Pero el día que se pierda lo material, estaremos desnudos con nuestro ser vacío y el cuerpo vencido por en una continuidad indivisible.

El vacío interno se expresa como un cuerpo vencido, y el cuerpo vencido muestra un vacío sentimental y emocional. Y, como el terror del entorno familiar de Iván Ilich, si se esfuma la apariencia, emerge la verdad.

BIBLIOGRAFÍA

ARSUAGA, J. L. y MARTÍNEZ, I.: *La especie elegida*. Temas de Hoy, Madrid, 2001.

BEKEI, M.: *Lecturas de lo psicosomático*. Lugar editorial, Castro Barros, 1984.

BERMÚDEZ DE CASTRO, J. M.: *El chico de la Gran Dolina*. Crítica, Barcelona, 2002.

BERNARD, M.: *El cuerpo. Un fenómeno ambivalente*. Editorial Paidós, Barcelona, 1994.

CAMPILLO ÁLVAREZ, J. E.: *La cadera de Eva*. Crítica, Barcelona, 2009.

CERVANTES SAAVEDRA, M. de: *Don Quijote de la mancha*. Alba libros, Madrid, 2002.

CHIOZZA, L.: ¿Por qué enfermamos? Alianza Editorial, Madrid, 1994.

CHUL HAN, B.: *La sociedad del cansancio*. Editorial Herder, Barcelona, 2012.

DAMASIO, A.: *Y el cerebro creó al hombre*. Ediciones Destino, Barcelona, 2010.

—: *El error de Descartes*. Ediciones Destino, Barcelona, 2011.

—: En *busca de Spinoza*, Ediciones Destino, Barcelona, 2013.

DE SOUZENELLE, A.: *El simbolismo del cuerpo humano*. Editorial Kier, Buenos Aires, 1999.

DOSTOIEVSKI, F.: *Los hermanos Karamazov.* Mail Ibérica, Barcelona, 1969.

—: *Crimen y castigo.* Mail Ibérica, Barcelona, 1969.

—: *El idiota.* Alianza Editorial, Barcelona, 2017.

ESPINOSA, B. de: Ética demostrada según el orden geométrico. Editorial Orbis, Madrid, 1980.

FELDENKRAIS, M.: *El poder del yo.* Editorial Paidós, Barcelona, 1995.

—: *La dificultad de ver lo obvio.* Editorial Paidós, Barcelona, 1995.

FRANKL, V. E.: *El hombre doliente.* Herder Editorial, Barcelona, 2000.

FREUD, S. y GRODDECK, G.: *Correspondencias.* Anagrama, Barcelona, 1977.

FREUD, S.: *Introducción al psicoanálisis.* Editorial Sarpe, Madrid, 1984.

—: *Obras completas* (tomos I, II, III). Biblioteca Nueva, Madrid 1966.

FROMM, Erich: *Miedo a la libertad.* Editorial Paidós, Barcelona, 1984.

GEAR, M. C.; LIENDO, E. C., y SCOTT, L. L.: *Hacia el cumplimiento del deseo.* Editorial Paidós, Barcelona, 1988.

HUSTVEDT, S.: *Vivir, pensar, mirar.* Editorial Anagrama, Barcelona, 2013.

JOSELOVSKY, A.: *Dolores Corporales.* Editorial Pen, Buenos Aires, 1996.

—: *Confesiones del cuerpo.* Editorial Cultivalibros, Madrid, 2012.

—: *Antropología evolutiva de la postura.* Editorial Cultivalibros, Madrid, 2013.

—: *El inconsciente corporal* (e-book). [www.arieljoselovsky.es], 2015.

—: *El origen de la ansiedad.* Ediciones B, Barcelona, 2016.

—: *Vértigos y mareos* (e-book). [www.arieljoselovsky.es], 2017.

KELMAN, S.: *Anatomía emocional: La experiencia de la estructura somática.* Desclée de Brouwer, Bilbao, 1997.

KIERKEGAARD, S.: *El concepto de la angustia.* Alianza Editorial, Madrid, 2007.

—: *Pasión femenina.* Taurus, Barcelona, 2015.

—: *Mi punto de vista.* Sarpe, Madrid, 1985.

—: *Diario de un seductor.* Alianza Editorial, Madrid, 2014.

—: *In vino veritas.* Alianza Editorial, Madrid, 2015.

—: *La repetición.* Alianza Editorial, Madrid, 2009.

—: *Temor y temblor*. Alianza Editorial, Madrid, 2014.

—: *La enfermedad mortal*. Editorial Trotta, Madrid, 2008.

LAPIERRE, A.: *Psicoanálisis y análisis corporal de la relación*. Desclée de Brouwer, Bilbao, 1997.

LAPIERRE, A. y AUCOUTURIER, B.: *El cuerpo y el inconsciente en educación y terapia*. Editorial Científico Médica, Barcelona, 1980.

—: *Simbología del movimiento*. Editorial Científico Médica, Barcelona, 1985.

LAURENT ASSOUN, P.: *Cuerpo y síntoma*. Editorial Nueva Visión, Buenos Aires, 1998.

LOWEN, A.: *El lenguaje del cuerpo*. Herder Editorial, Barcelona, 1985.

—: *La espiritualidad del cuerpo*. Editorial Paidós, Barcelona, 1993.

—: *Bioenergética*. Editorial Era Naciente, Buenos Aires, 1994.

—: *El gozo*. Editorial Era Naciente, Buenos Aires, 1994.

—: *La experiencia del placer*. Editorial Paidós, Barcelona, 1994.

—: *Miedo a la vida*. Editorial Era Naciente, Buenos Aires, 1994.

—: *La traición al cuerpo*. Editorial Errepar, Buenos Aires, 1995.

—: *La depresión y el cuerpo*. Alianza Editorial, Madrid, 1998.

—: *Narcisismo*. Pax México, Ciudad de México, 2000.

MARAÑÓN, G.: *Ensayo biológico sobre Enrique* IV *de Castilla y su tiempo*. Editorial Espasa Calpe, Madrid, 1969.

—: *Amiel*. Editorial Espasa Calpe, Madrid, 2008.

—: *Don Juan*. Editorial Espasa Calpe, Madrid, 2008.

—: *Tiberio*. Editorial Espasa Calpe, Madrid, 1956.

MARINA, J. A.: *Anatomía del miedo. Un tratado sobre la valentía*. Editorial Anagrama, Barcelona, 2007.

MASLOW, A.: *El hombre autorrealizado*. Editorial Kairós, Barcelona, 1993.

MERLEAU-PONTY, M.: *Fenomenología de la percepción*. Editorial Península, Barcelona, 1975.

MORA, F.: *El reloj de la sabiduría*. Alianza Editorial, Madrid, 2002.

MORRIS, D.: *La cultura del dolor*. Editorial Andrés Bello, Ciudad de México, 1993.

Moscoso, J.: *Historia cultural del dolor.* Editorial Taurus, Madrid, 2011.

Nardini, B.: *Michelangelo. Biografía de un genio.* Editorial Giunti, Florencia, 2016.

Nasio, J. D.: *El libro del amor y del dolor.* Editorial Gedisa, Barcelona, 1998.

Nietzsche, F.: *El crepúsculo de los ídolos.* Editorial Biblok, Barcelona, 2015.

—: *Ecce Homo.* Edimat Libros, Arganda del Rey, 2011.

—: *Así habló Zaratustra.* Alianza Editorial, Madrid, 2016.

Ramón y Cajal, S.: *El hombre natural y el hombre artificial.* Editorial Planeta De Agostini, Barcelona, 2010.

Reich, W.: *Análisis del carácter.* Editorial Paidós, Barcelona, 1995.

Sartre, J. P.: *El ser y la nada.* Editorial Losada, Buenos Aires, 2017.

Shakespeare, W.: *Hamlet.* Editorial Losada, Buenos Aires, 1940.

Szpilka, J. I.: *Creer en el inconsciente.* Editorial Síntesis, Madrid, 2002.

—: *La razón psicoanalítica, una razón edípica.* Editorial Mentecata, Madrid, 2014.

—: *La realización imposible.* Editorial Trieb, Buenos Aires, 1979.

Tolstoi, L.: *La muerte de Iván Ilich.* Alianza Editorial, Madrid, 2012.

Weiss, B.: *Los mensajes de los sabios.* Editorial B de Bolsillo, Barcelona, 2012.

ÍNDICE